Gift
——物語るケア

編集◉井部俊子
協力◉いいね♡看護研究会

日本看護協会出版会

はじめに

本書『Gift――物語るケア』は、「いいね♡看護研究会」の活動から生まれた。この研究会の発足は、二〇一七年に開催した日本看護管理学会例会「病院看護と訪問看護のコラボ―本当に〝事例から学ぶ〟しくみを作ろう」というコンセプトを引き継いだものである。例会開催時の企画委員が再び集合して、①さまざまな場所で働く看護職が事例から学び合うこと、②ケア提供者の困り事から当事者の困り事への視点の転換をはかること、③対話をとおして、当事者中心の看護を見いだし実践に生かすことをねらいと定め、企画運営を行った。二〇一八年五月から始まった研究会は毎月一回開催し、十回で終了した。

研究会では、事例の提示をナーシング・フォトボイスで行うこととした。ナーシング・フォトボイスとは、看護実践の一場面を写真に撮り、撮影の意図を二百～三百字程度の文章を添えてポスター形式で掲示する、いわば写真の声を聴くという手法である。研究会当日は、このポスターが壁に貼り出され、参加者がコメント（気づき）を書く。その後に事例提供者がプレゼンテーションを行い、ディスカッションをするという形で進行された。

研究会の成果が、本書に集結した三十三篇のフォトボイスである。本書では各篇ごとに、まず、事例提供者の語りがあり、次に参加者からの気づきが整理されて語られ、そして再び事例提供者へとフィードバックされる。ここには、ナラティブが持つ力が存分に発揮される。研究会の参加者にもたらした癒しやエネルギーがまさに「Gift」として結実したものである。

これらのメッセージが読者に届くことを願っている。

最後に魅力的な本に仕上げてくれた日本看護協会出版会の中島祥吾さん、田中美紗子さんの功績を称えたい。彼らはプレゼンターであり、参加者でもあった。

「いいね♡看護研究会」を代表して
二〇一九年十月　井部俊子

◉「いいね♡看護研究会」コアメンバー（五十音順）

代表：井部俊子（株式会社井部看護管理研究所）
井上由美子（社会福祉法人三井記念病院看護部）
佐々木佳子（聖路加国際病院訪問看護ステーション）
柴田三奈子（株式会社ラピオン山の上ナースステーション）
高木美穂（株式会社井部看護管理研究所）
滝口美重（聖路加国際病院看護管理室）
寺﨑　譲（聖路加国際病院訪問看護ステーション）
柳橋礼子（常磐大学看護学部看護学科）
吉田千文（聖路加国際大学大学院看護学研究科看護管理学）

◉『Gift』撮影と語り——「いいね♡看護研究会」事例提供者（五十音順）

荒木麻奈美　安藤祥子　石川里美　磯村真由子　井上由美子　植松温子　宇梶智子　佐々木佳子　佐藤楓
柴田三奈子　高木美穂　滝口美重　寺﨑　譲　中尾根功嗣　中島祥吾　西村恵理奈　橋本優奈　前田敏子
山本くるみ　吉田千文

Gift
——物語るケア

〔目次〕

Together

Identity

＊本篇に登場する人物はすべて仮名です。

Change

Imagination

Cheer

ナーシング・フォトボイスから生まれた「物語るケア」

滝口美重

本書に収載された三十三篇のケアをめぐる物語は、「いいね♡看護研究会」におけるナーシング・フォトボイスを用いた語り合いをベースにして成り立っている。

そもそもフォトボイスとは、撮影した写真に、自分の経験や心情を基に伝えたいメッセージ（声）を添えたものであり、一九九〇年代はじめに米国のミシガン大学で開発された、さまざまな社会的問題の解決に向けた参加型アクション・リサーチの手法である。この手法は多様な媒体――展示会や、インターネットなどでの発信をとおして、自分の気持ちを伝えたり、地域や社会の課題を明らかにするために、幅広い分野で用いられている。

ナーシング・フォトボイスは〝看護を伝えるフォトボイス〟という意味の造語である。看護の一場面（ナーシング）を撮影した写真（フォト）に、当事者の思いや、ケア提供者の経験・心情をメッセージ（ボイス）として添える。本書の各物語の冒頭を飾るのは、実際に研究会で発表されたナーシング・フォトボイスの写真である。

研究会の参加者は毎回二十～三十人ほど。看護職の所属は急性期病院、慢性期病院、介護施設、訪問看護ステーション、大学など多様であり、さらに理学療法士や一般企業に勤める非医療職などを含めたさまざまな立場・背景の人が一堂に会した。世代も学生・新人職員などの若手から中堅・ベテランまでと幅広い。

研究会は一回九十分で、三〜四つのフォトボイスについて語り合った。フォトボイスはA3用紙に印刷し、そのまわりにコメントを書き込めるよう、さらに大きな模造紙に貼って会場の壁に掲示した。

最初の十分間で参加者の自己紹介と進行のオリエンテーションを行い、その後の二十分で全フォトボイスを自由に鑑賞した。その際に参加者は、フォトボイスの感想や意見、事例提供者へのメッセージをサインペンで模造紙に記入する。この二十分でフォトボイスのまわりが色とりどりの文字で埋まっていく。それを熱心に読む事例提供者の姿も見られた。

残りの六十分間は、フォトボイスごとに、事例提供者のプレゼンテーションと全参加者によるディスカッションを行った。本書において〈撮影と語り〉として紹介するのがフォトボイスの事例提供者だ。まず事例提供者がフォトボイスのより詳細な場面説明や当時の心情を語る。続いて、参加者各自がこれまでの経験を引き合いに出しながら、ケア提供者として、ケアの受け手として、家族としての思いや考えを語り合った。そのプロセスを経て、当事者の思いを推察し、当事者視点でケアの本質を捉えなおし、当事者中心のケア提供のありようについて考えることができたのではないかと思う。

私はこれまで、この研究会以外にもフォトボイスの手法を用いて、ケア提供者（看護職だけに限らず介護職や家族など）が、ケアへの思いを伝え合うイベントなどを何度か行ってきた。その経験から、フォトボイスは、ケアの価値や本質、実践の背景にあるケア提供者の思いを伝える手法として適していると考えている。ケアのプロセスや成果は、数値などのデータよりも先に、ケアを受けた当事者の表情や言動、しぐさ、生活ぶりに表れると思うからである。それらを切り取った写真を見れば、ケア提供者が何を整えたか、どのように整えたか、そのかかわりが当事者の人生にどんな意味を持つのかを感じとれる気がする。

Together

「日常」に伴走するケア

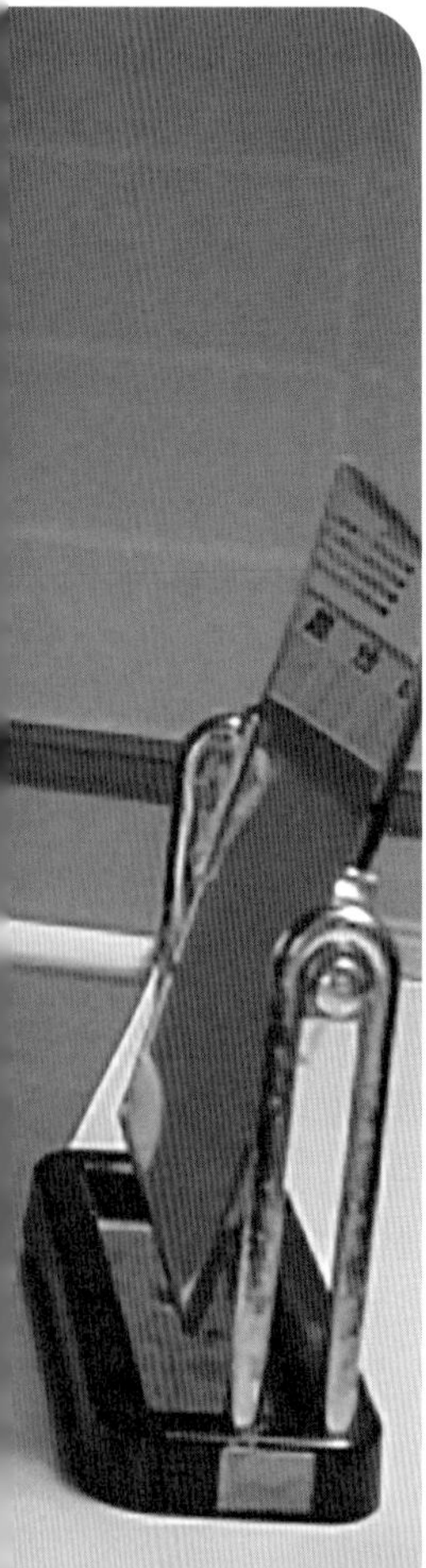

「おじいさんにもまだできることがあるのね」

長引く入院で表情もうつろになっていた有田さん。在宅療養を始めてから、ひげ剃りに挑戦することに。ある日、訪問看護師の「きれいになりましたね」の声かけに、ニコっと笑顔を見せた。有田さんを献身的に介護していた息子の妻は、その様子にほろりと涙した。

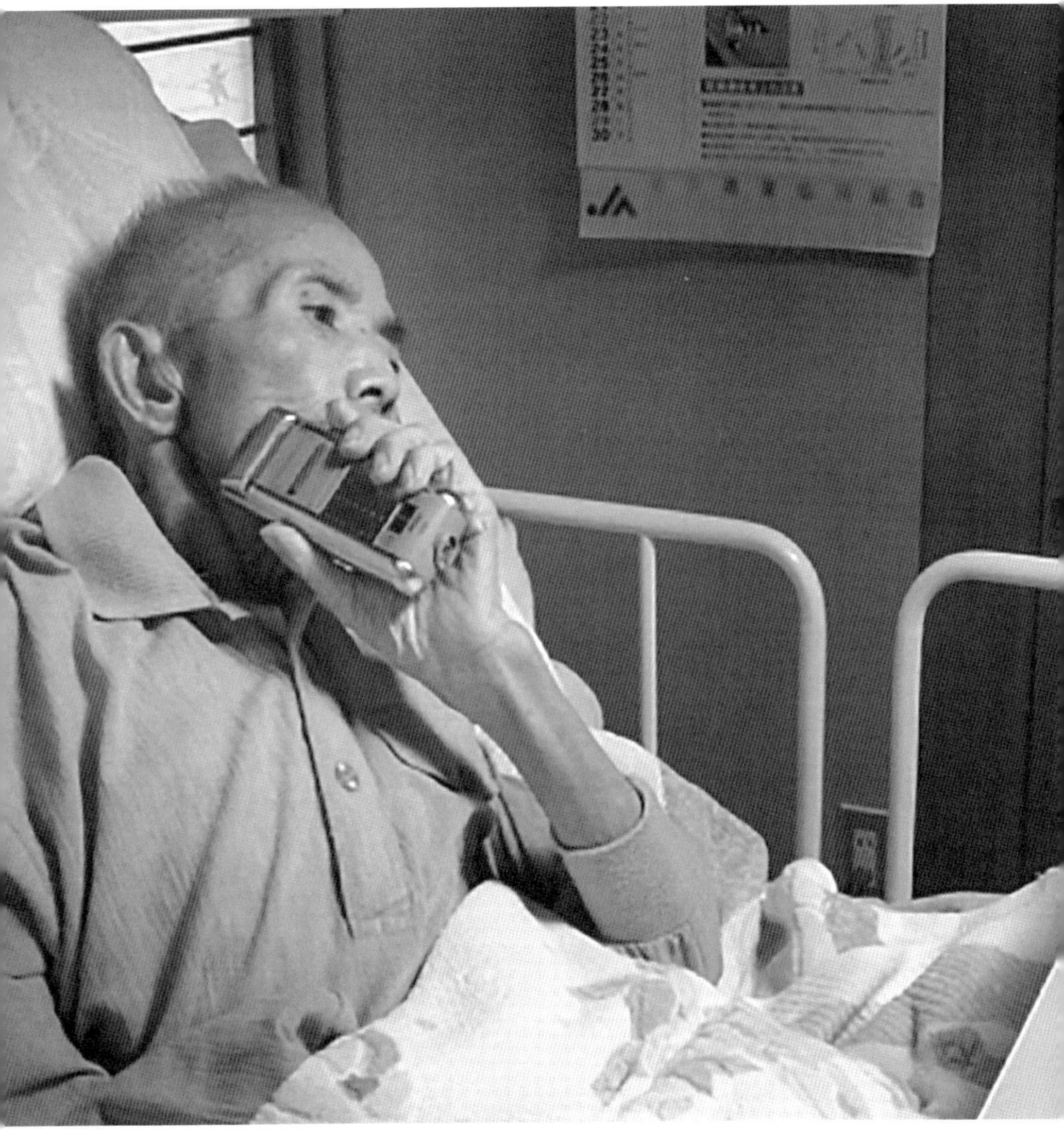

11 「おじいさんにもまだできることがあるのね」

（撮影と語り◉長峰さん）

入院が長期化し、表情が乏しかった

これは私の訪問看護師としてのキャリアの中でも思い出深い、十年ほど前のエピソードです。

要介護5の有田さんは、脳梗塞の後遺症で嚥下障害と失語症があって、胃瘻による経管栄養をしていました。私が初めてお会いしたのは病棟です。胃瘻造設後も誤嚥性肺炎を頻回に繰り返すので入院が長期化し、この先どうしようかというときでした。今ほど身体抑制が問題視されていなかった時期でもあり、経管栄養の時間になると、股の下にベルトをつけて車いすでナースステーションに連れて来られていました。痰も多かったので、マスクもつけられ、同じ場所で二時間も三時間も過ごしているようでした。有田さんの目はうつろで、表情もとても乏しい印象でした。

有田さんの主治医は医療連携室の室長を兼ねていたので、私は「お家に帰してみませんか」と相談しました。ご家族みんなが有田さんをとても大事にされていて、息子さんの妻の久美さんは入院中にも毎日のように面会に来てはベッドサイドで有田さんが元気なころに好きだった歌を唄ったり、音楽を聴かせたりしていました。息子さんは有田さん専用の療養部屋を自ら増築するなど、ご自宅の受け入れ準備も万端でした。そこで、状態が安定したところを見計らって訪問看護をスタートしました。介護を主に担っていたのは久美さんです。

久しぶりの笑顔と家族の涙

「こんにちは有田さん」とごあいさつのたびに目を見ると、こちらの言うことをわかろうともしているし、何か伝えたいこともあるように感じました。それでご家族と相談して、麻痺のない左手で何かできることはないかと考え、鏡を見ながらひげ剃りに挑戦してもらうことにしたのです。

最初は私たちが手を添えていたのですが、そのうちご自分でできるようになりました。ある日、「きれいになりましたね」と声をかけたら、有田さんは数本残っている歯を見せてニコーっと笑顔に。

その一部始終を見ていた久美さんは、涙を流しながら拍手をしていました。

「おじいさんにもまだできることがあるのね。よかったね。久しぶりに笑った顔も見たわ」

隣で見ていた私も胸が熱くなって、もらい泣きしてしまいました。地道なケアの継続と有田さんの頑張りの成果をご家族とともに実感した瞬間でした。その後、有田さんは車いすに座る練習もしました。ご家族だけで介助できるようになってからは、庭に出てお花を見ながら日光浴をすることもありました。

病院の職員に訪問看護を知ってもらう勉強会を開いたときに、この写真を紹介しました。すると、有田さんが入院していた病棟の看護師たちから「えっ、有田さん、こんなことができるんだ！」と、歓声が上がったのです。病棟にいたときの有田さんとはあまりにも違っていたからでしょう。

有田さんは在宅療養をしばらく続けた後、残念ながら病院で亡くなりました。後日、久美さんが私たち訪問看護師を訪ねて来てくださいました。私と久美さんはぎゅーっと抱き合いました。「頑張ったよね、私」とおっしゃる久美さんに「ええ、すごくよく頑張られましたよね」とお伝えしたことも忘れられません。

できることを見つける

専門職はつい「何ができないか」を探しがちだ。だが長峰さんは違った。有田さんができることを家族と一緒にいろいろ考えたのだ。歯磨きはむせてしまう危険があり、吸引の用意なども必要だったので、ひげ剃りならばできるのではないかとなった。そのほかにも、大きな見出しだけでも読めるのではないかと新聞紙を手渡したりもしたが、一番頑張って取り組んでくれたのがひげ剃りだったという。

ある男性は有田さんの姿に自分の祖父を重ねた。体調が悪くなるにつれ「普通にできたことができなくなっていくのがすごく悲しい」とこぼしていた祖父。脳卒中で右手が麻痺してからは、髪をとかし、ひげを剃るという毎朝のルーティンワークもやめてしまっていた。けれども、介護職の「やってみましょうよ」という言葉に一念発起。

「もう髪の毛も薄いんだから、とかさなくてもいいのにと思っていたのですが（笑）、それをやることによって祖父の目の輝きが違ってきた」

ひげ剃りや髪をとかすことは、鏡で自分の顔を見ること自体が刺激になるだろうし、実際にきれいになったと成果が見えることでもある。こざっぱりして気持ちがいいかもしれない。ただ、それだけではない気がする。特にひげ剃りは、男性なら当たり前のこととして長年続けてきた習慣だ。それが自分でできるのは、男性としてのプライド、尊厳を取り戻すことだったのではないだろうか。

有田さんの誇らしい気持ちが「やったぞ」といわんばかりの笑顔に表れているように思える。「まだできることがある」という久美さんの言葉は、そのまま有田さんの声でもある。久美さんが流した涙は嬉し涙だ。できることを見つけて支えることが患者の笑顔を引き出し、家族の笑顔にもつながる。チャレンジしてみようというケアする側からの発信は、患者にとっても、家族にとっても、すごく重みがあるのだ。

家族は患者を支えるチームの一員だ。献身的な介護を続けた久美さんにも、大変なことはたくさんあっただろう。有田さんが亡くなった後、久美さんが会いたかったのはその思いを共有できる長峰さんだったのではないか。頑張りに対してねぎらいの言葉をかけられたことで、久美さんはきっと癒されたと思う。

清潔感に気を配る

在宅で療養している患者は本当にきれいだ。ひげはきれいに剃られ、髪はとかされ、口の中も清潔に保たれている。でも、入院している患者はそうではないこともある。ひげや爪が伸びていたり、口の中が汚れていたり。病棟の看護師も気づいているはずだが、毎日「おひげを剃りましょう」という行動にはつながりにくい。忙しさの中でそこまで手が回らず、入院患者がそのような状態でいることに慣れてしまっているのだろうか。

医師にとって、患者の〝死〟は〝敗北〟だと言われることがある。では、〝清潔感がない〟ことはどうなのか。患者が生活する上で大切なことを看護師が無視して放置していることにはならないか。それは看護の〝敗北〟と捉えることもできる。

長峰さんの気づき

「できることを支える」という視点でのかかわりは、当事者や家族の生きる希望や喜び、そして当事者の尊厳を守ることにもつながるとあらためて感じました。先日、私は久美さんから一冊のアルバムを見せてもらいました。そこには、有田さんと近所の方々、ケアマネや訪問看護師等との写真の数々。どれも皆が笑顔でした。久美さんは「楽しんでおじいさんの介護ができたのよ」と私に言ってくださいました。嬉しい一言でした。

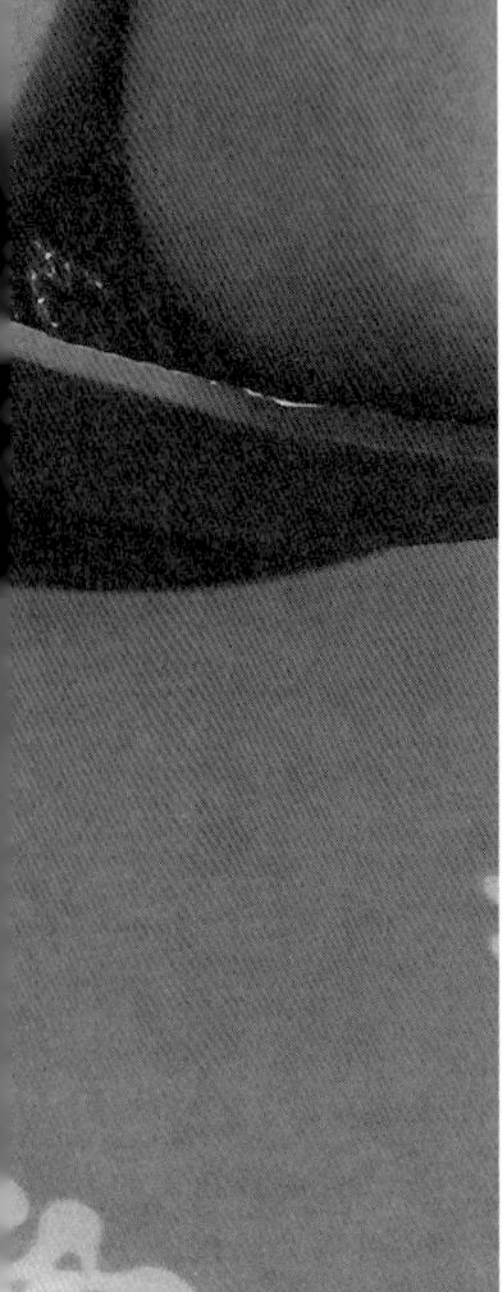

「何度深呼吸しても血圧が下がらないから」

宮島さんの夫の弘さんは心筋梗塞を起こして入院。退院後は、これまでの食生活を改め、血圧の測定と記録を始めた。しかし、次第に血圧手帳の記録は途切れがちになり、ある日を境に完全に途絶えてしまった。

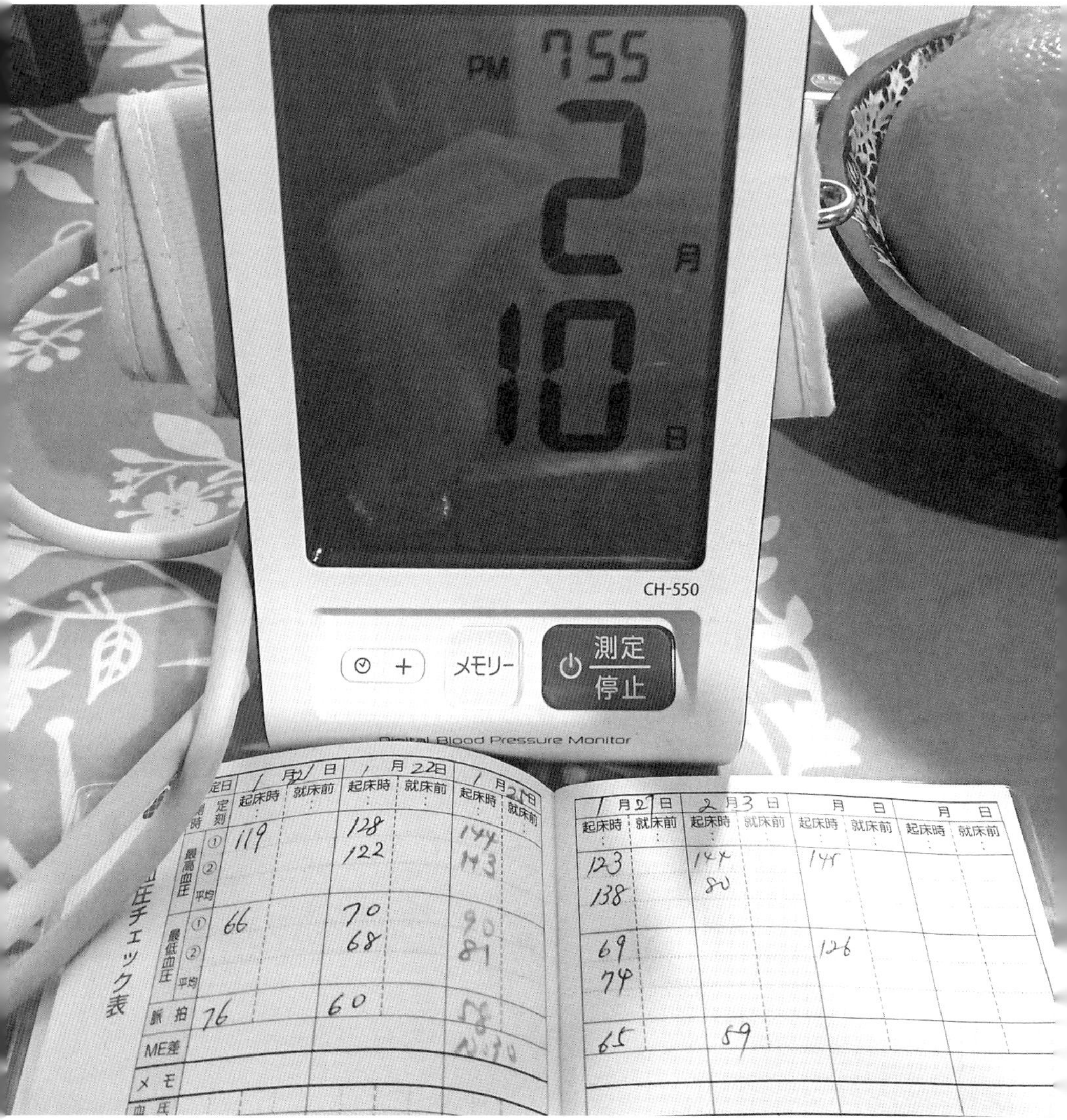

17　「何度深呼吸しても血圧が下がらないから」

（撮影と語り◉宮島さん）

退院後、健康管理に積極的に取り組んだ夫

夫は、テニス中に心筋梗塞を起こして入院。何事にも一生懸命に努力する彼は、入院中に専門書を読んで心筋梗塞が血管の病気であることを学び、退院後は健康管理に取り組み始めました。それまでは、血液がドロドロになるような食生活をしていても、「テニスで運動しているからいいんだ」と言って私の忠告を聞きいれませんでした。しかし、入院中に「これはいかん」と思って、どうやったら健康に暮らせるかを考えたのです。血圧の測定と記録も始めました。血圧手帳は、病院に置いてあった何種類もある中から、これがよさそうだと自分で選んで持ち帰ってきたものです。

私は、すごくやる気になっている、やっとわかってくれたんだ、いい調子と思っていたのです。ところがあるとき血圧手帳を見たら、日にちが飛んでいるわけです。一月二十七日の記録はあるけれど、二十六日はない。その次は、いきなり二月三日に殴り書きのように最高血圧が書いてあるだけで、最低血圧の記録はなし。それから一週間が経っていましたが、その日以降は記録が途絶えていました。

深呼吸、深呼吸、って思いながら測るんだ

私は「どうしたの、これなんなの？」と夫に詰め寄りました。「自分でやるって言ったじゃん、もう一

回つらい思いをしたいの？」と結構責めたんです。そうしたら、夫は「先生から一回目と二回目の測定で血圧の数値が違うって教わったから、深呼吸、深呼吸って思って測るんだ。だけど、何度深呼吸しても血圧は下がらない、もう下がらないんだよ」って悲しそうに言いました。

私は、はっとしました。療養者の本音を教えてもらった気がしました。夫はとても努力家で、テニスもどうやったら上達するかを日々考えています。からだの動きをどうしたらいいのか、ラケットの握り方を変えたらどうだろうか……。だからこそ、自分のからだが頑張っても思うようにならないことに落胆して、血圧を測ること自体もやめたくなっちゃうんだな、と。

私は看護師です。看護師なら、測定をした上で対策を考えます。「血圧が高いなら高いなりにどうしたらいいかと。でも療養者は違うのだと実感しました。

私は夫の落胆を知り、彼がなげださず、希望を持って健康管理をしてほしいと心から思いました。実は、少しずつ以前のような揚げ物や塩辛いものが多い食生活に戻っていることに気がついていました。同時に、血圧の数値が高く出る寒い季節であることなども思い至ります。それらを含め、これからどうしたらいいのかということを夫婦で話し合いました。そして、後は彼にまかせることにしたのです。

数カ月経った先日のこと、新緑の中を夫と散歩していたら、「最近は血圧が安定しているんだ」と嬉しそうに報告してくれたのです。「あぁ、よかった」と思いました。

いつもそばにいる夫の気持ちがわかっていなかった

ケアする側と当事者では記録（数字）の捉え方は異なる。ケアする側にとって、数値は相手の状態を客観的に見る指標だ。そして、その結果によって冷静に対策を立てる。しかし、当事者はそれほど割り切っては考えられない。数値が悪ければ、医師に怒られるのではないかと心配したり、現実を受け入れられず落胆したりする。努力しているのに結果が伴わなければなおさらだ。弘さんに限らず、血圧を自己測定している人は、何度も測定して一番よい数値を記録しようとする。

ケアする側は、当事者の気持ちを考えようとしているので、わかっているつもりになりがちだ。だが、たとえ夫婦であっても「当事者のことはわからない」という前提で考えないと、相手を傷つけてしまうこともある。

とはいえ、「わかっているつもり」に自ら気がつくのは難しい。自分の経験や気づきを共有できる機会も大事だ。

バイタルサインのチェックが仕事なのか

「あれやってますか。これやってますか」と、患者や家族を質問攻めにする看護師がいる。受け手にとっては、大きなプレッシャーだ。看護師の〝看〟が〝管〟にならないように気をつけなければいけないだろう。ある看護師は、数値や状況を直接尋ねるのではなく、雑談の中で少しずつ日常生活の様子を聞くようにしたり、観察によって状態を推し測ったりすると言う。例えば、オムツを見て「少し尿が濃いな」と思えば、水分の摂取量が足りていないのではないかと考える。

日本では、バイタルサインのチェックがとても重視されているけれど、それは悪い習慣ではないか。ターミナル患者の血圧を測定していた看護師は、患者が亡くなった後、家族から「（血圧測定は）やってほしくなかった」と言われた。「マンシェットを巻くのもつらがっているのに、本当に必要だったのか」と。

各種の数値を確認することだけが看護師の仕事ではない。その必要性は状況に応じて考えなくてはいけないだろう。少なくとも、「バイタルサインのチェックが生きがい」という看護師にはならないほうがいい。

宮島さんの気づき

研究会で投げかけられた「家庭に入ったら看護師は捨てたほうがいい」という言葉がひっかかっていました。看護師として患者さんに向かうときには、自分の気持ちをカッコ入れし、本人の意向を中心に考えられるのに、夫の場合はそうはいかないのです。夫は私という個人にとってかけがえのない、失いたくない存在。だから、私は家庭では看護師ではいられなかったのだと気づきました。家庭でこそ、真の看護師でいようと今、あらためて思っています。

「伊豆に行くのが目標」

アスベストによる石綿肺で、酸素療養が必要な長治さん。伊豆の別荘に行きたいという望みを実現すべく、自ら工夫したエクササイズに励む。訪問看護師は、ともに悩んだり、喜んだりしながら、目標までの道のりを伴走した。

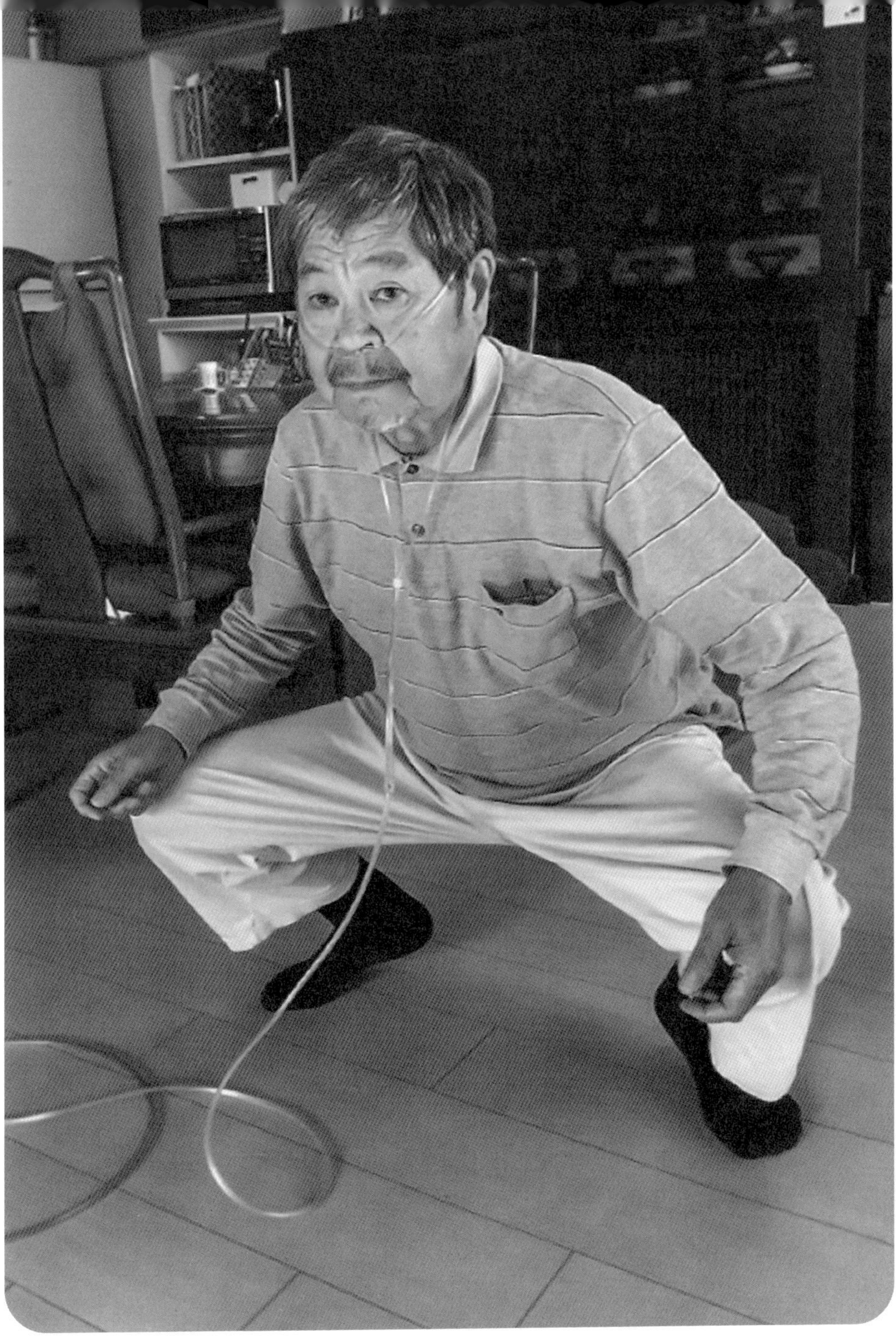

23　「伊豆に行くのが目標」

（撮影と語り◉小山さん）

入院前の三分の一ぐらいは動けるようになりたい

僕は訪問看護師なのですが、初めて長治さんにお会いしたのは、まだ入院中のときでした。

長治さんは塗装業の経営者で、長年塗装作業に従事し、業務中にアスベストを吸引したため石綿肺になり、酸素療法が必要な状態でした。外出時は酸素ボンベが手放せません。そんな状態の中、さらに困ったことに肺炎を起こして二カ月入院することになりました。退院間近だけれど、酸素を吸入していても苦しくて三十メートルも歩けない。これでは家に帰るのは不安だからと、訪問看護の依頼がありました。受診の遅れが長期入院の要因の一つだったこともあり、週に一回でも医療的な視点が入れば、状態が悪くなったときも早めに判断できると考えられたのです。

初対面の長治さんは、とても険しい顔をしていてピリピリした印象でした。また、不安そうでもありました。「入院前の十分の一ぐらいの状態になっちゃったな。せめて三分の一ぐらいの状態でもいいから、動けるようになりたい。いつになるかわからないけど、別荘がある伊豆に行くのが目標なんだよね」。

僕は長治さんの状態ならば、一年すれば伊豆に行けるぐらいには回復するのではないかと考えました。

セルフエクササイズに取り組み、約一カ月半で目標を達成

長治さんにとって、自宅から仕事場までの片道三キロを徒歩通勤するのは当たり前。からだをしっかり保ちたいと考えていた人です。もともと努力家なこともあり、退院して家に帰ってきてからは「伊豆に行く」のを目標に、歩くことから始めました。最初は階段の上り下り。次にマンションの周りを少しずつ歩く。そうしたことがだんだんできるようになると、毎日散歩に出かけました。ただ、道端で休んでいると、心配した人から「大丈夫ですか」と声をかけられる。それが嫌だからと、ショッピングセンター内を散歩コースにするという工夫もしていました。店内は広くて歩きやすい上に、休憩用の椅子がたくさんあるからです。

肺に負担がかかると心臓にも負担がかかるので、訪問看護では、むくみが出ていないか、体重が増えすぎていないかを見ます。聴診で胸の音も聞きます。最初は肺への空気の入りが悪かったのですが、次第に胸の音が明らかに違ってきました。肺はなかなか回復しにくい臓器なのに、短期間でよくなるのは、ご本人の努力なんだなと感じました。

そして驚いたことに、退院から約一カ月半で、車を運転して伊豆に行かれたのです。目標を達成してからは、さらに活気も出て、目の輝きも変わってきました。次の目標は「ラグビー観戦」でしたが、それも三カ月ほどでクリア。最近は、散歩のほかにスクワットなどのエクササイズも加わりました。内容は自分で考えて工夫されているので、僕は長治さんのサポートに徹しています。先日は「酸素外してやってみたんだよ。ちょっと頑張りすぎちゃったな」ということも。「低酸素が気になるので頑張り過ぎないでくださいね。これだけよくなっているのだから、徐々にやっていきましょう」とお伝えしました。

次々に目標を掲げて、クリアしている長治さん。僕は時にサポーター、時にペースメーカーとなり、共に考えながら目標に向かって歩んでいます。

目標があり、サポートしてくれる人がいるからこそ頑張れる

長治さんの回復力には驚かされる。看護師の小山さんが目標達成までの期間を一年ぐらいと予測していたのに、約一カ月半でそれをクリアしてしまったのだから。そこには、実現可能な目標を掲げ、リハビリに取り組んだ長治さんの頑張りがあった。そのあきらめない気持ちを支えたのは、小山さんの存在ではなかっただろうか。

小山さんがからだの状態をチェックしながら、リハビリをサポートしたことは、長治さんにとって大きな安心感をもたらしたのだろう。長治さんは自営業だ。自分で仕事を取ってきて塗装工として働き、経営者として資金繰りなどを管理して会社を切り盛りしてきた。そんな長治さんだからこそ、自分のからだについても、自分で考えたエクササイズを取り入れ、工夫をしながらリハビリをするというマネジメントができたのではないか。そして、小山さんはそんな長治さんの持つ力を尊重しながら見守った。

小山さんと長治さんは趣味も合うという。小山さんがおみこしを担いでいるという話をしたら、長治さんは「俺も昔、やっていたよ」と答えたそうだ。男同士という気の置けなさもあるだろう。道端で休んでいるとき、人に気遣われるのを嫌がる長治さんのことだ。女性の看護師だったら、不安や悩みは打ち明けにくかったかもしれない。

小山さんはサポーターとしてだけではなく、時には頑張り過ぎる長治さんのペースメーカーの役割も果たしている。まさに、長治さんが目標へと向かう道のりに〝伴走する〟看護だ。

患者が元の生活に戻れるよう後押しする

長治さんは退院後に、二カ月に及んだ入院生活を振り返って言った。

「あれ以上入院していたら、気が滅入ってしまったかもしれない。からだの状態も悪かったし、病気のことばかり言われて、いいことはない。あのとき退院できたのがギリギリだったかな」

治療によって病気は回復しても、患者の生きる力を奪ってしまったとしたら、それは入院の弊害だろう。とはいえ、いざ、退院となっても、「こんな状態で家に帰れるのか」と不安に思う患者は多い。家族も同様だ。「病院にいてくれるほうが安心なのに」とためらってしまう。

ある程度の治療が終わったら、元の生活に戻れるように、医療者が「家に帰れるんじゃないですか」と後押しをすることも大事なのではないか。そのためには、入院中からこれまでの生活を聞いて目標を立て、「そこに向かって帰りましょう」と患者の背中を押す。また、「このぐらいの状態になったら、訪問診療や訪問看護に来てもらって、家で処置もできますよ」と情報を提供し、患者や家族を安心させることも必要だろう。そうしたことが行われていたら、長治さんが「ギリギリだった」と感じることはなかったはずだ。

小山さんの気づき

私たちがかかわるのは病を患っている方が大多数です。「心とからだは表裏一体」とよく言いますが、それを如実に感じる事例でした。病を患った時点で、不安と常に闘い、病勢の悪化でその不安は極限になります。しかし、目標があることで、少しずつ前向きな生活になり、体調も変化していくのを目の当たりにしました。この事例をとおして、どのような状態であっても目標に対してサポートすることは、看護の本質であると感じました。

点滴は何時頃から
始めたんですか？

~~時~~昨日から〜まだ／始め

11/6(月) 10:00〜
地域医療センターの
面談がある。

今後の方向性がこれできに

「覚えてないよ、あのときのこと」

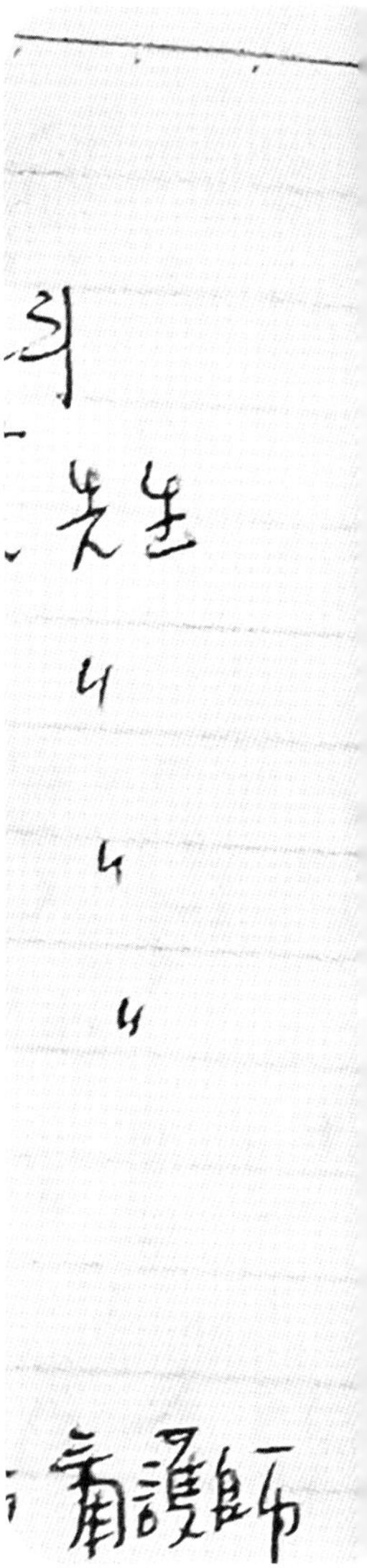

脳梗塞で入院した鹿野さんの父、元晴さんの手帳。右ページ上に書きつけられた弱々しい文字からは、もうろうとした意識の中でも、自分の状況を必死に捉えようとしているのが伝わってくる。

撮影と語り◉鹿野さん

病院での出来事を何も覚えていない父

写真は、父の入院先のベッドサイドに置かれていた手帳の一部を写したものです。九十歳の母が震える声で電話をかけてきて、父が脳梗塞で大学病院の集中治療室に入ったと言うので、私は急いで駆けつけました。手帳には「点滴は何時頃から始めたんですか？」「作日から～まだ一本め」と書かれていました。初めてこれを見たときは、よく意味がわからなかったんです。だんだんと、父は、もうろうとしながらも自分の状況を一生懸命に捉えようとしていたんだな、と気づきました。「昨」の字が間違って「作」になっているんですよね。父は俳句が趣味で、普段はこんな間違いをしません。

手帳右上の文字以外、面談の予定や担当者の名前などは私が後から書きました。「○○先生がお父さんの主治医よ。○○さんがお父さんの担当の看護師さんよ。なんでも聞いていいんだからね」と言ったら、父は「○○先生、○○先生」と、何度も繰り返しました。私が来たことに、安心したような表情を見せてくれました。

翌日、病院に行ってみると、父はもう笑顔でベッドサイドに座っていて普通に話ができました。母と一緒だったので、父は「暗くなると危ないから、早く連れて帰れ」とか「飯はどうするんだ？」と心配するのです。日ごろ、母や娘を気遣う父の姿そのままでした。私は二日間ずっとベッドサイドにいて父の身の回りの世話をし、積もる話をして帰りました。

一カ月後、母からの電話で、父は、私や母が病院にいたことを覚えていないと知りました。私の顔を見て嬉しそうだったし、あれほど話もした。病人なのに、私たちの食事のことまで気遣ってくれた。だから、何も覚えていないなんて不思議でした。けれど、父はあのとき、そんな世界にいたのだとあらためて感じたのです。

「安心」が大事なケアになる

あれからもう一年になります。先日、父が当時のことをぽつぽつと話してくれました。——朝から疲れやすいな、変だなと思ってかかりつけの脳神経病院に行った。問題ないと言われたけれど、だるくて、きつくて、タクシーが来るのを待てないくらいつらかった。タクシーを降りて、家で横になったところまでは覚えている。大学病院には歩いて行ったかもしれない。もうわからないな……。

母は、帰宅した父に「お父さん、ご飯よ」とか「お父さん、起きたら」と声をかけ、父も「おお」なんて返事をしていたそうです。けれど、反応はしていても意識はどんどん薄らいできていたのでしょう。結局、妹が夕方に来て、父を大学病院に車で連れて行ってくれたのです。

母は、父が会話したのをまったく覚えていないということにショックを受けていました。父の体験から、脳梗塞などを起こした人の頭の中は、あらゆることがわからなくなってしまうのだと思い知りました。振り返れば、私は父が安心できるように、気持ちよくいられるようにと、接していました。自分の状況がわからなくなっている人には、〝安心〟してもらえるようなケアが大事だと感じます。

〝非日常〟の世界の中から〝日常〟を取り戻すために

元晴さんがどのような状況で手帳に文字を書いたかはわからない。ろれつが回らなかったから、文字にしたのだろうか。覚えておくために書いたのだろうか。いずれにせよ、自分の状況を把握しようとする必死さが伝わってくる。

元晴さんは入院中、せん妄を起こしていた可能性がある。せん妄予防の中で最も大事なのは「日常性の維持」と言われる。非日常は混乱を引き起こしやすい。しかし、患者にとって病院は〝非日常〟の世界。ベッド周辺にはたくさんの医療機器があり、自分には管がついている。そこに突然放り込まれた患者は、日常を取り戻す手がかりを捜そうとする。「大丈夫だよ」と、聞き慣れた家族の声。添えられる手の温かさ。患者はそこに日常を見いだすことができるのではないだろうか。

家族は、「せん妄予防」だとか「日常性の維持」といった専門的な知識に基づいて行動しているわけではない。患者を安心させたい一心で声を掛けているのだ。それが無意識のうちに、日常に引き戻すことにつながっている。医師や看護師がどんなに一生懸命に声を掛けても、こればかりは家族に及ばない。医療職は病院の人間であり、患者にとって非日常の一部だからだ。

病院では、〝家族の手を借りる〟ことは重要なケアと認識されている。しかし、〝家族の手を借りる〟という姿勢に留まらず、〝家族にしかできないことがある〟と、もっと主張してもよい。

どんな状態でも、どんな場所にいても、患者と家族の思いをつなぐ

医療職は、混乱のさなかにいる患者に、どのようにかかわればよいのだろうか。

元晴さんは、手帳に書き留めるという行動をと

おして、〝日常〟の手がかりをつかもうとした。ある運転好きの患者は、病室のベッドの上を「運転席だ」と言い張ったという。本人にとって一番なじみのある場所だと思い込むことにより、〝日常〟を見つけようとしていたのかもしれない。

自分の状況を捉えようとすることは、日常生活への〝自立の一歩〟だ。一見するとわけがわからない言動にも、患者が自立しようと発するシグナルが表れている。そう考えると、かかわり方も変わってくるのではないだろうか。

「何回も聞くこと」も大事だ。元晴さんのように、回復後には、集中治療室での何もかもを忘れてしまったという話はよく聞く。だからといって、「混乱していてわからないだろう」「忘れてしまう人に今の考えを尋ねても意味がないのではないか」などと、患者本人の気持ちをないがしろにしてよいわけではない。むしろ、非日常にいる患者にこそ、日常に引き戻すために、何回も「どうしたいか」を聞くことが必要だと思う。その時々の患者や家族の思いを受け止め、つないでいく。その心は、どんな状態の患者にも、伝わっているはずだ。

鹿野さんの気づき

私はこの一連の出来事をどう考えたらいいのかわからず困惑していました。「非日常」という言葉をもらったとき、光が差した気がしました。「非日常」の世界に持っていかれそうになりつつ、懸命に踏ん張っていた父を、私は母とともに「日常」の磁場ですっぽりと包みこみ、父が父でありつづけることができるようにしたのだと理解することができました。家族が持ち込む見えない癒しの磁場を看護師は大切にしなければならないと、心の底から思いました。

「自宅に残している金魚が心配で、心配で」

がん末期の徹さんは、入院中も１人暮らしの自宅で飼っているたくさんの金魚の様子を案じていた。看護師たちは、金魚に会えるよう在宅療養の準備を整える。退院後、枕元に置かれた「大切な家族」を愛おしそうに見つめつつ数日を暮らして、亡くなった。

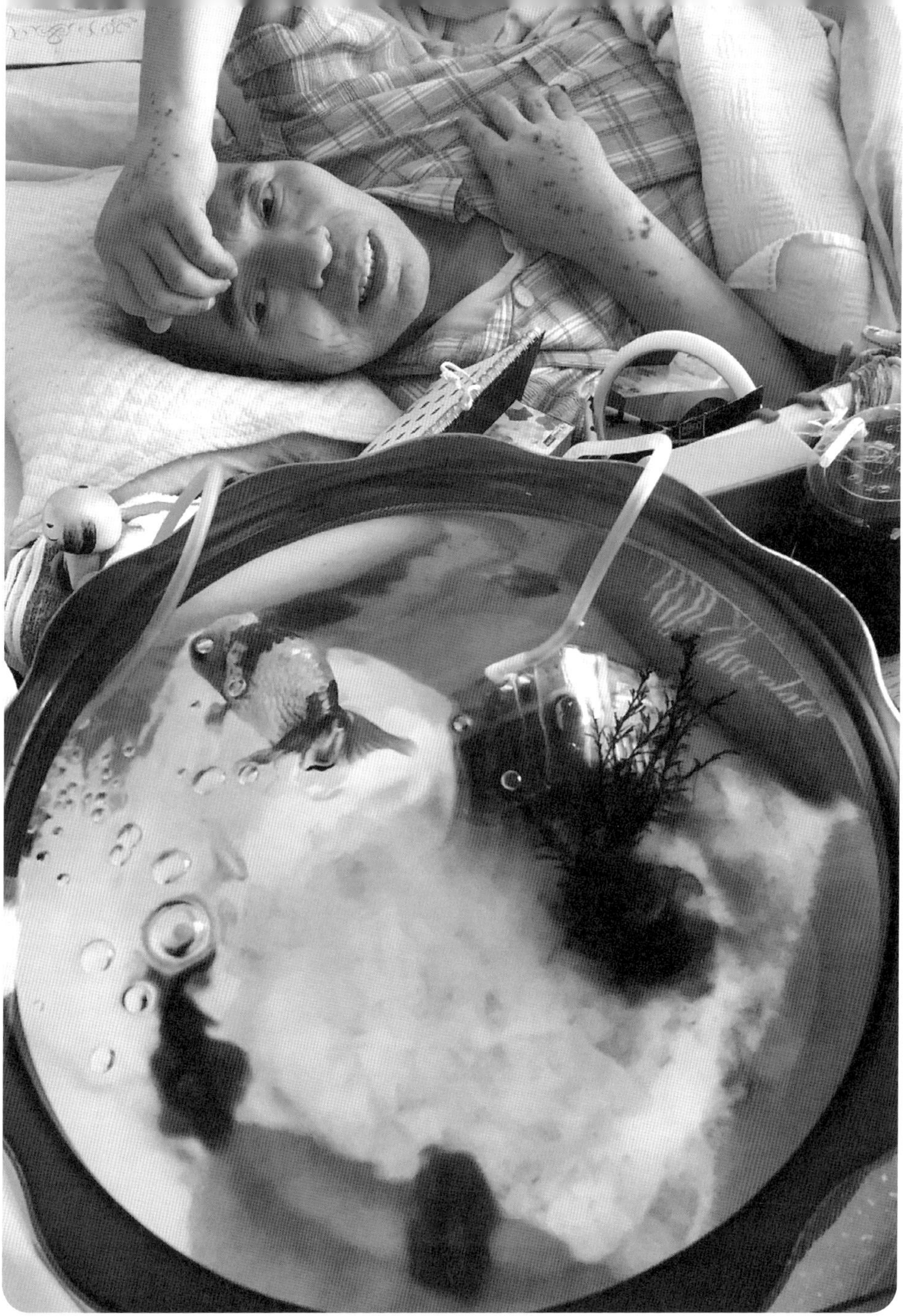

35　「自宅に残している金魚が心配で、心配で」

（撮影と語り◉本条さん）

退院前に心配していたこと

私は訪問看護師です。がん末期の徹さんに初めてお会いしたのは入院中のこと。退院前に「今、一番心配なのは何ですか？」とお聞きしたら、「自宅に残している金魚が心配で、心配で」というお返事でした。それで、「じゃあ、もう早くお家に帰りましょうね」と言って、在宅療養の準備を整えることにしました。

徹さんは団地住まいです。ベランダに大きな水槽がいくつも置いてあり、緑の藻もいっぱい入れてありました。そこで金魚を飼っていたのです。金魚を大事にされていたのだろうな、と感じました。徹さんは一人暮らしでしたから、ずっと金魚が家族でした。多分、その金魚を見ては「今日も元気にしているな」と思いながら、暮らしていたのでしょう。

でもやはり、ほとんどの金魚は入院中に死んでしまっていました。残された金魚は数匹だったのですが、金魚鉢に入れ替えて徹さんのお布団のそばに置きました。徹さんはすでに自分では起き上がることができませんでした。だから、介護用のベッドのほうが楽だったのですが、入院前と同じように「ここに布団を敷いて寝たい」と言われました。それで、「じゃあ、そうしましょうか」となったのです。

徹さんはもうお手洗いに行くこともできない状態でした。訪問看護と訪問介護が定期的に入っていましたが、水分もあまり摂れていなかったので、オムツ交換もそれほど必要ありませんでした。

金魚をきっかけに会話が弾んだ

私がうかがうと、徹さんはいつも愛おしそうに金魚を見つめていました。「今日も金魚、元気ですね」とか「今日はちょっと水が濁っているから、水を換えていきましょうね」などと、金魚を話題にして会話が弾みました。そのような会話をすることで、徹さんが少しでも苦しみから解放されたらいいな、病気のことではなく楽しいことを考える時間が過ごせればいいな、と思っていました。徹さんは私に、とても心を開いてくれていました。「お家に帰りましょう」と連れて帰ったことで、きっと、すごく信頼を寄せてくれていたんじゃないかと思います。

ちょっと弱ってきたな

徹さんは金魚をどうしてほしいというようなことは口にしませんでした。「金魚と自分、どっちが長生きするかな」と思っていたんじゃないかな。「ちょっと金魚が弱ってきたな」とは言われていました。金魚を眺めながら数日を過ごして、徹さんは亡くなりました。金魚たちも弱っていたので、徹さんが亡くなってから、本当にすぐ徹さんの後を追うように息絶えました。

当事者が大切にしているもの

徹さんは、訪問看護師の本条さんのことをとても信頼していた。その信頼感は、金魚を心配する徹さんに、「じゃあ、早くお家に帰りましょう」と答えたときに生まれたのだろう。徹さんの状態だけを考えたら、「金魚どころじゃないでしょう」とか「あなた一人なんだから、金魚を飼えるわけがないでしょう」と言う医療者だっているだろう。

本条さんは、一人暮らしの徹さんにとって金魚は大切な家族であること、自分の病状よりも気にかかる存在であることがわかったのだ。本条さんは、〝その人にとって〟大切なものはどこにあるのか情報を収集し、大切なものとともに生活できるようにすることを常に考えるという。それは、訪問看護師ならではの視点なのかもしれない。

患者が大切にしているものに関心を示すことは、会話のきっかけにもなり、信頼関係の構築にもつながる。だが病院では、患者が大切にしているものを医療者も大切にするという意識は希薄だ。それ以前に「患者が大切にしているものを聞く」という発想が生まれにくい。そこまで余裕がないし、気が回らない。患者が大切にしているものが身近に感じられると、その人となりが見えてくる。どのような生活を送っていたのか、生活者としての一面も知ることができるのに。「あなたの大切なことは何ですか」から始まるケアがあってもいいかもしれない。

金魚を見つめる徹さんの表情は穏やかだ。とても、亡くなる数日前の写真とは思えない。もし、徹さんが病院にいて、自宅にいる金魚のことを心配したままだったなら、こんな穏やかな表情ではいられなかっただろう。徹さんは人生の終末期だった。自分の苦しさやつらさなどに気持ちが向かっても当たり前だと思う。だが、徹さんはそんな状態の中にあっても、大切な他者のことを思いやることができた。人は自分のことばかり考えながら暮らしているのではない。そんなことを思い出させてくれる。

徹さんには、自分が大切に思うものに関心を寄せてくれる人がいた。本条さんと金魚のことを話すのは、徹さんにとって楽しい時間だっただろう。


患者は自分の命と何かを重ね合わせて見ている

もしかしたら、徹さんは自分の命を金魚と重ね合わせて見ていたのかもしれない。本条さんは、徹さんが「自分と同じくらいに金魚も死ぬのかな。自分と金魚とどっちが長生きだろうな」と思っていたのではないかという。

ある看護師は昔、入院患者のベッドサイドに置いてあった花を「枯れましたね」と処分しようとしたら、患者に叱責された。「私は、この枯れた花がひょっとしたら復活するんじゃないかと思って毎日見ていた。その花をあなたは捨てるのか」と。

その花と病気の自分の命を重ね合わせて見ていたから、捨てることができなかった。そして、もしその花が再び元気になることがあれば、自分の病も癒える……。そう信じたかったに違いない。

患者は自分の命を何かに重ね合わせて見ていることがある。それを医療者は心に留めておきたい。

本条さんの気づき

この写真は、事業所のスタッフ研修でも使用しました。訪問看護で大事にしたいことが詰まっているからです。この光景は、在宅領域で働く私たちの日常ですが、病院で働く看護師の人たちのそれとは違うことを、あらためて実感させられました。病院がいいとか、在宅がいいとかではなく、在宅での私の〝当たり前〟が少しでも学びにつながればと思いました。

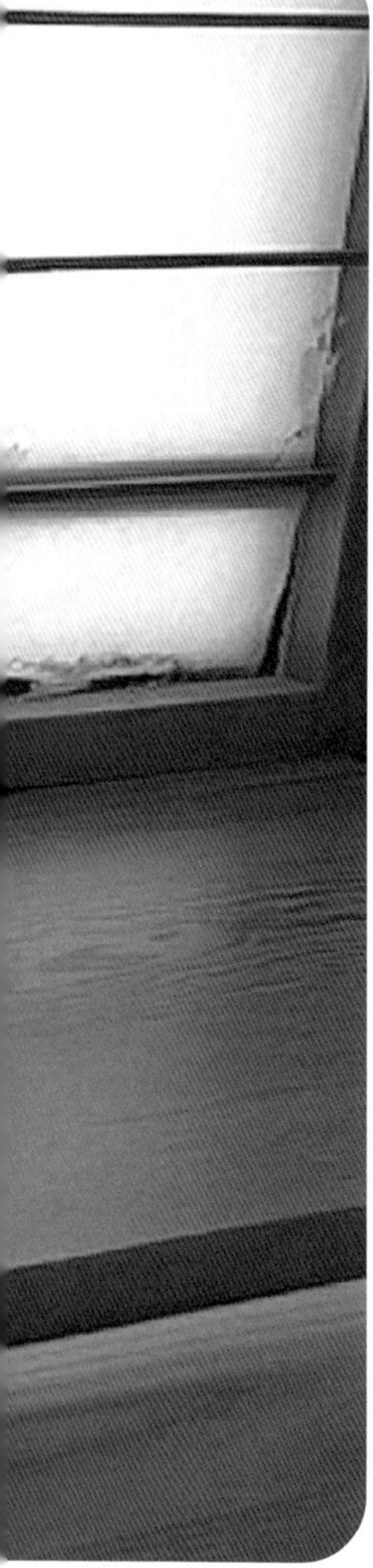

「障子の破れに気づきました」

今年も福原さんのもとに、恭子さんから葉書が届いた。恭子さんが家で夫を看取ってから4度目の春。葉書には、庭の梅の花が咲いたこと、障子の破れに気づくのに3年かかったことがつづられていた。

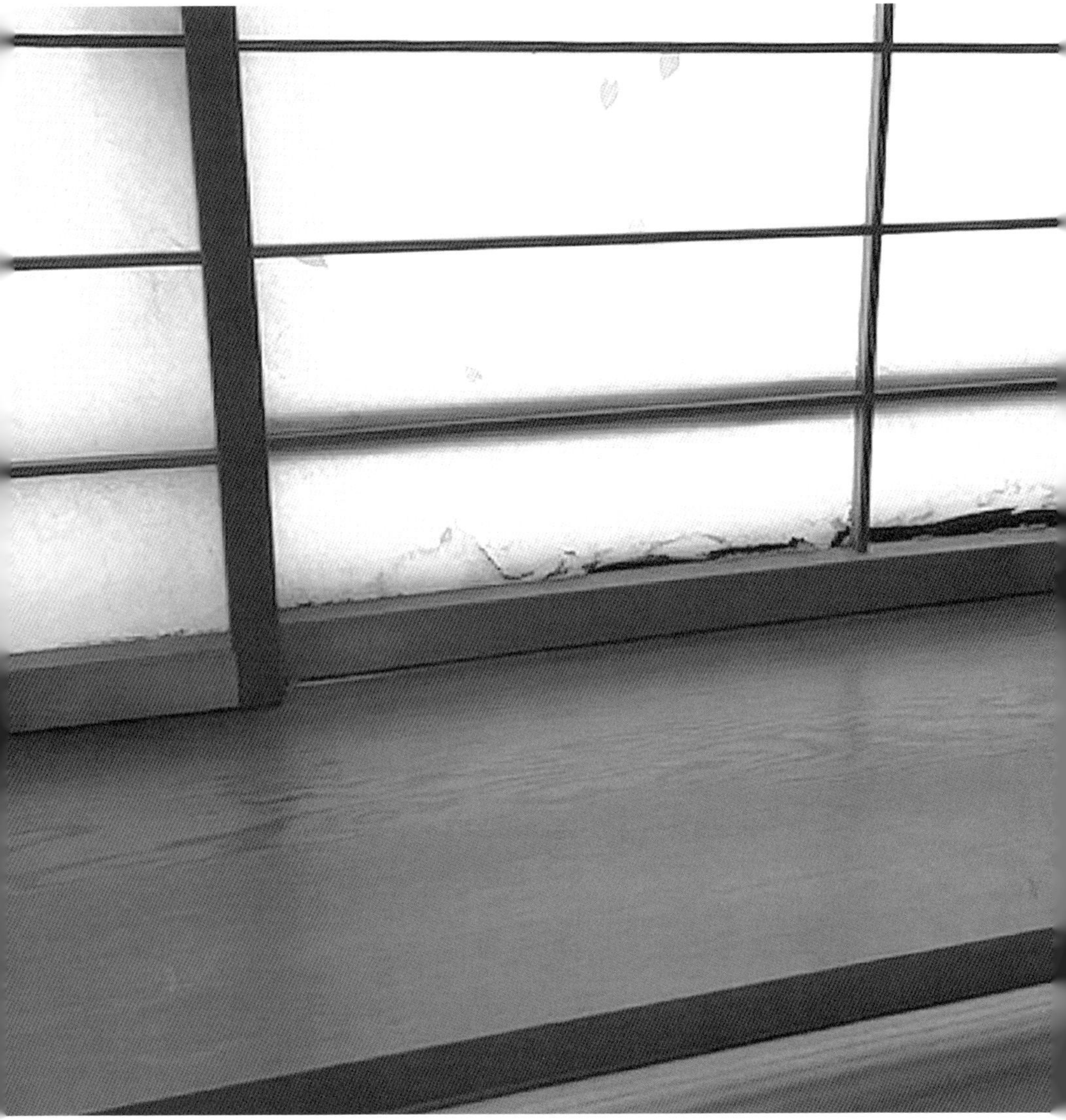

41　「障子の破れに気づきました」

（撮影と語り◉福原さん）

悲しみを乗り越えるのに三年もかかった

私は病院に勤務する看護師です。

恭子さんのご主人は心臓の手術後に脳梗塞を起こし、そのままあまりお元気になることなく八年間の闘病生活を送りました。ずっと病院で過ごされていたのですが、恭子さんには、なんとか夫を家に連れて帰りたい、住み慣れた家で最期を迎えさせてあげたいという強い思いがありました。最後の三年間は夫婦二人の生活の中で献身的に介護をされ、ご主人をお家で看取られました。

恭子さんは遠くに住んでいるので、直接会ったりすることはないのですが、年賀状や暑中見舞いのやりとりや、ご主人の命日に葉書をいただいた折にお電話するというお付き合いが続いています。

今年、ご主人の命日に届いた葉書は、これまでと違って菜の花の模様が散りばめられた明るい色合いでした。そこには、庭の梅の木に花が咲いたこと、寝室の枕元にある障子の破れに気づいたこと、悲しみを乗り越えるのに三年の歳月が過ぎていたことなどがつづられていました。障子はちょうど恭子さんの枕元にあり、ベッドに入ると目線ぐらいの高さです。だから視界には入っているはずなんですけれど、見えていなかったのでしょうね。それほどまでにご主人の介護に明け暮れて、心もからだも寄り添われていたのだと思いました。

私たち看護師には患者さんのケアだけでなく、家族のケアという重要な役割もあると思います。ですが、退院された後は電話などでご様子をうかがうことはできても、家族がどれほどの悲しみを抱えているのか、なかなかわからないことが多いです。恭子さんもご主人を亡くした悲しみを乗り越えるまでに三年もかかったんだ、その間にもうちょっと支援できることはなかったのかと思いました。

ご主人を亡くした後の気丈さがずっと気になっていた

実は恭子さんは乳がんを患っていて、ご主人の入院中も当院で治療をしていました。だから、ご自身の病気とも向き合っていたのですが、「自分のことは大丈夫」とおっしゃっていました。私は、そのおからだでご主人のケアができているのかおたずねするぐらいで、言葉がなかなか見つからず、ただ一緒に横にいるだけということも何回かあったと思います。

ご主人が亡くなった後、ご自宅を訪問させていただいたときは、恭子さんはとても気丈にされていました。もともとしっかりした人でしたが、「こんなに気丈で大丈夫なんだろうか」と思いました。つらかったという感情をもっと出してもいいんですよ、泣いてもいいんですよ、というようなことを伝えたのですが、恭子さんからは「自分が取り乱してどうする」という覚悟のようなものを感じました。でも、「どうやって、お一人で耐えていけるのかな」と、ずっと気にかかっていたのです。その後もときおりお電話で近況をうかがっていましたが、声に元気がないように感じていました。

お葉書をいただいた後、恭子さんに電話をして、さまざまなお話をしました。恭子さんからは、「ようやくいろいろなものに目が向くようになって、庭の梅の木を見上げたら花が咲いていたのよ。今年は絵でも習いに行こうと準備しています」と、今までにない明るい声が聞かれました。

その人のことを気にかけている

恭子さんは、夫が亡くなったときには福原さんに涙も見せずに、気丈に振る舞った。それでも、夫の死を簡単に受け入れられたわけではない。大切な人を失った後にも自分一人の生活は続く。空を見上げることもないから、庭の木が花をつけたのも知らずにいる。目に入っていたはずの障子の破れにも気がつかない。日常を取り戻すまでには長い時間がかかるのだ。

それでも、その間、自分のことを気にかけてくれている人の存在は、恭子さんにとって大きな支えになったのだと思う。夫のそばに付き添う自分の横に黙って座り、夫が亡くなったときには家に来て自分を気遣ってくれた人。だから、夫が亡くなった後も葉書で福原さんに近況報告を続けた。それは恭子さんからの感謝の気持ちを伝える方法のように思える。また、亡くなった人のことを話せる相手はあまりいない。もしかしたら恭子さんには、八年間の経過を知る福原さんに夫の話をしたい気持ちがあったのかもしれない。

看護理論家はマーガレット・ニューマン＊の提唱した「意識の拡張」という理論を思い出したという。狭く深い暗闇の中にいた恭子さんが、福原さんの寄り添いによって、健康を、日常を取り戻していく過程。「障子が破れているということに気がつく、というのは、まさに意識の拡張ですよね」。理論と実践のつながりが実感できるエピソードだ。

福原さんは、恭子さんに大したケアはできなかったと思っているし、もっと何かできたのではと感じている。でも、気にかけてくれる福原さんの思いは伝わっていたはずだ。

ただ患者のそばにいる

今の若い看護師は、ベッドサイドで患者や家族

＊ 1933～2018年。アメリカの看護師、大学教授、看護理論家。

の話を聞くこと、時にはただそばに座っていることを看護とは考えにくいのではないだろうか。患者のからだを拭くなど、何か直接的に手をかけることをするのがケアだと捉えていて、それで「私は今日この人に看護をした」と、思い込んでいる節がある。

もちろん、病院は「ただ一緒にいるだけ」といった行為がしづらい環境であることも確かだ。若い看護師にはまず、患者のベッドサイドに行くまでにしなければいけないことがたくさんある。患者のプロフィールを書いて、栄養状態の確認や転倒・転落の防止、身体機能のスクリーニングをして……。ベテランであれば、まずはベッドサイドに行って「今日はどんな感じですか？」と患者に聞けるが、若手は、ある程度、患者の情報収集をしてからでなければ不安なのだと思う。

本当に何もしなくてもいい、ただ患者のそばで座っていることも看護だよ、そうしたことも大事なんだよ、と現場で若い看護師に伝えていくことも必要かもしれない。

福原さんの気づき

恭子さんとの電話や葉書のやりとりは私自身の日常となっていたように思います。ただ、「障子の破れに気がつくのに三年」は衝撃でした。もっと何かできたのではと思い悩んでいましたが、「気にかけているという思いは伝わっていたのでは」という言葉に気持ちが少し楽になりました。看護師は何かしなくてはと強く考えますが、特別なことではなく寄り添う気持ちが大切だとあらためて感じました。また、看護は理論の上に成り立っていることを再確認でき有意義でした。

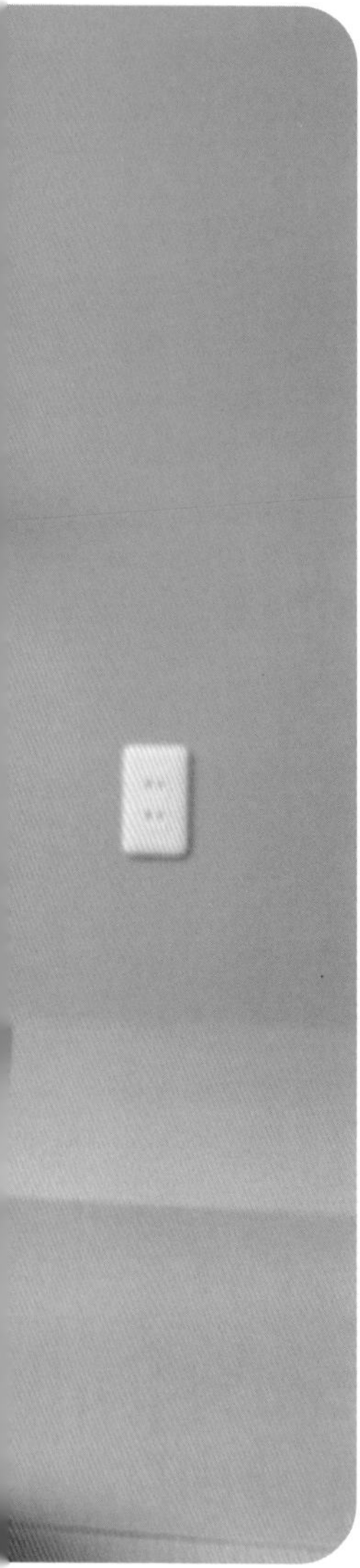

「私はおしゃべりがしたい」

昭吾さんの母の新子さんは昨年、喜寿を迎えた。昭吾さんは母が元気なうちに「もしものときの話」をしようとしたが、かたくなに拒否された。しばらくして、昭吾さんは妻と一緒に新子さんに呼ばれた。そこで新子さんが2人に伝えたのは、「何かあったら、できるだけ家で医療や介護を受けたい」ということだった。

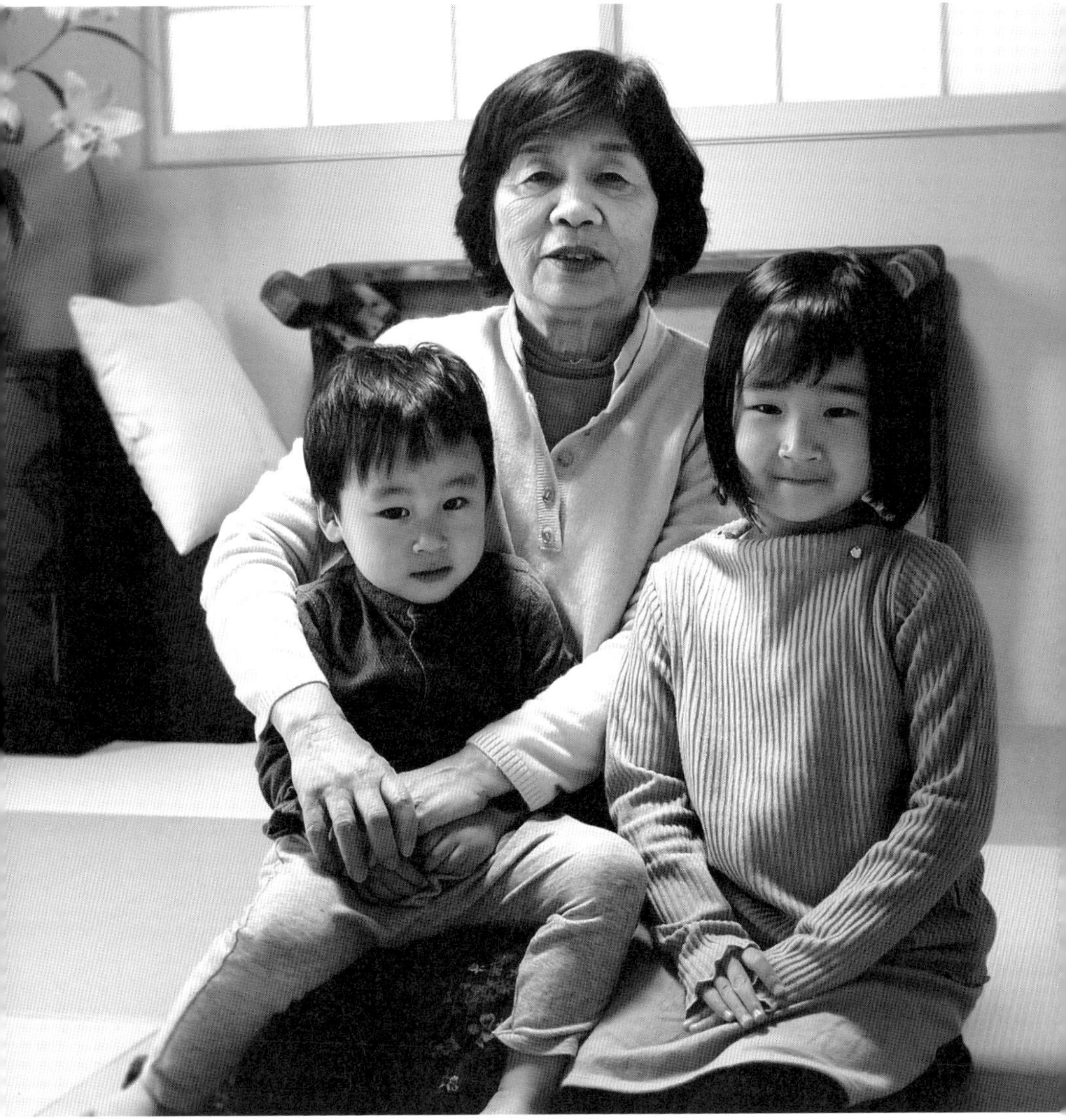

（撮影と語り◉昭吾さん）

かたくなに「もしものとき」の話を拒否した母

母は昨年、七十七歳の喜寿を迎えました。大きな病気もせず、いつも僕の子どもの面倒をみてくれています。父は二十二年前に、肺の病気で亡くなりました。父が残してくれた土地に二世帯住宅を建て、母が一階、僕と妻、二人の子どもが二階で暮らしています。

僕は母の年齢も考慮して元気なうちに将来のことを聞いてみようと思いました。あらたまってというふうではなく、普段の会話の感じで「将来、病気になって動けなくなったら、どこでどうしたい？」と持ちかけました。けれど「死ぬ話なんてしたくない」「早く死んでほしいのか」と、かたくなに拒否されました。「最近、エンディングノートというものがあってね」とか「国も医療に関する意思決定のガイドラインを出していて」などとも言ってみたのですが、「それはわかるけれど、私はまだ元気だし、そういう話はしたくない」と、取りつく島もない感じでした。

それ以上話が広がらなかったので、「これはもうダメだな」と思っていたのですが、しばらく経ったある日、母に「ちょっと、来て」と、妻と一緒に呼ばれました。そこで僕たちを前にして母が言ったのは、「将来、もし何かあったら、できるだけ医療や介護は家で受けたい」ということでした。

急に言われたので、「どうして？」と聞きました。母の答えはこうでした。――特養のボランティアに行ったとき、そこでは入所者が誰とも話をせずに下を向いて座っていた。生きているのかもわからない。

スタッフもしょっちゅう入れ替わっている。そんな場所で自分が生活するというイメージが持てない。お父さんが残してくれた土地で孫たちと暮らせるのは嬉しい。私はおしゃべりがしたい。何かあっても、住み慣れたところで家族や、家に来てくれる看護師さんやヘルパーさんたちとしゃべりたい。

母の意思を聞いたことで拠りどころができた

僕の「いいね♡看護研究会」の話もきっかけになったかもしれません。僕は医療者ではありませんが、看護師とかかわる仕事をしています。「今日、訪問看護師がこんな話をしてたよ」とか、事例の写真を見せながら「このおばあちゃん、身なりを整えてもらってオシャレだよね」などと、家でも話していました。そこから、「親戚の麻央さんは訪問看護師だから、こんな仕事をしているんだね」「うちのおじいちゃんも、いつもきれいな洋服を着ていたね」などと、話が広がっていきました。

僕がそのような話をしていたのは、ただ家族に「僕は今こんな仕事をしているんだよ」ということを伝えるのに、わかりやすい話であったからです。しかし、母は僕の話を聞いて、それまでは病院の看護師さんと訪問看護師さんの区別もよくわからなかったけれど、もし、病気になっても家にこのまま住み続けて、訪ねて来る看護師さんとおしゃべりすることもできるんだ、と思ったみたいなんですね。

今後、母の決定が状況によってどうなるかはわからないけれど、一つの拠りどころができたと思いました。母はあのときこう言っていたから、この方向で考えていいんじゃないかと立ち返れる。そして、母が病院の中ではなく、元気なときに家で伝えてくれたのはすごくよかったと思っています。

現状で行われているのは医療者が半ば強制的に行うＡＣＰ

二〇一八年度に「人生の最終段階における医療・ケアの決定プロセスに関するガイドライン」が改訂されたことを受けて、アドバンス・ケア・プランニング（ＡＣＰ、自らが望む人生の最終段階における医療・ケアについて、あらかじめ話し合っておくこと）が重要性を増している。ＡＣＰの愛称は、公募で「人生会議」に決まり、ＡＣＰの普及・啓発の取り組みが行われている。

しかし、医療職の盛り上がりと一般市民の受け取り方には大きな差がある。現状として行われているのは、医療職が病院や療養場所で半ば強制的に行うＡＣＰだ。患者や利用者、家族にとって病院は非日常で、いわば〝アウェイ〟。思っていることが自由に言えない雰囲気もある。まして、短い時間での決断は難しい。「急に言われても……」というのが患者や家族の本音ではないかと思う。新子さんのように、自然と心構えができていくようなＡＣＰのあり方が広がるといい。

とはいえ、高齢の親を持つ子どもたちの多くは、親の意思を確かめたいけれど言い出せないでいるのではないか。そのきっかけには、亡くなった身近な人の思い出話から本人の希望を聞き出したり、まず自分だったらどうしたいと思っているかを話すのもいいかもしれない。医療の選択を問うのではなく、生き方・死に方に対する考えを聞くという姿勢が大切だ。

自然な意思決定にはある程度の時間が必要

死は誰でも考えたくないテーマ。新子さんが自分の思いを伝えるまでには、しばらくの時間が必要だった。かたくなに拒否をしたものの、新子さんの頭の中にはずっと昭吾さんの言葉が残っていただろう。昭吾さんが自分を気にかけてくれていることも、大事な話であることもわかっている。でも、今は考えたくはない。そうしているうちに、日常のさまざまな出来事の中で体験したこと、ふと感じたことなどが時間をかけてゆっくり形になってきたのではないだろうか。

人から何気なく言われた言葉が自分の思いを伝えられるきっかけになることもある。言われたときには納得できなかったり、自分では思いもつかなかった考えであったとしても、心に深く刻み込まれたり、どこか共鳴できる部分があれば、それはずっと引っかかっている。そして、時間の経過の中で、自分の気持ちを変えることさえあるのだ。

言われた言葉を消化したり、その言葉の意味を理解した上で自分の思いを見つめ直すには、時間が必要になる。決断を迫ったり、「ここに書いてある質問に答えてください」という方法では、真のACPは生まれないかもしれない。

昭吾さんの気づき

親と子の間でさえ「わかりあえない」ことがあります。まして、「死」を想定した話なら、嫌がる人がいても不思議ではありません。母は、僕をとおして、当事者のために頑張る看護師の姿を想像できたのだと思います。僕は「在宅で」と言った母の気持ちがとても嬉しかったです。事例発表から三カ月後、母の家のリビングテーブルにエンディングノートが置かれていました。最期の過ごし方を問う欄には、「ここでも「在宅希望」となっていました。父と暮らしていた場所で、おしゃべりを楽しむのが母の大切な日常です。

「まぶしく見える後ろ姿」

たくさんの病気を抱え、室内を歩くのがやっとだった崇さん。しかし、前向きにリハビリに取り組み、1人で近所を散歩できるほどに回復。職人気質で、これまで家事は一切しなかったが、80歳を超えて、家の買い物をしたり、台所にも立つようになった。

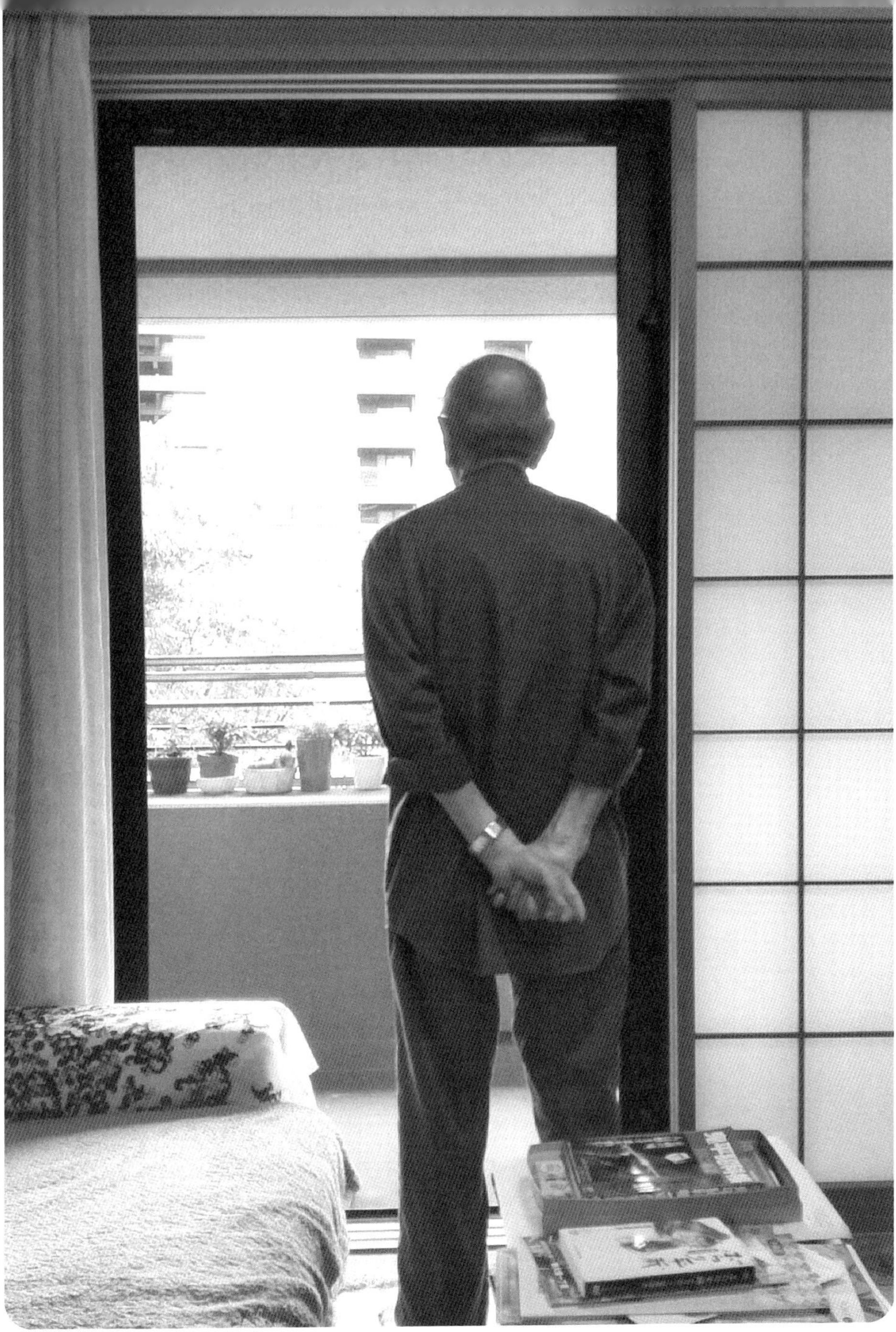

53　「まぶしく見える後ろ姿」

（撮影と語り◉寺崎さん）

病気と向き合う力は誰しも持っている

僕は訪問看護師です。崇さんは東京の下町で印刷工場を経営していた、ちゃきちゃきの江戸っ子です。自宅兼工場の二階で奥さんの佳代さんと二人で生活していましたが、立ち退きで取り壊すことになり、現在はマンションに住んでいます。崇さんは呼吸器疾患があり、夜寝るときは人工呼吸器をつけなければならないため、四年前から訪問看護に入っています。心臓の持病や糖尿病などもあり、自己導尿も必要です。写真では元気そうに見えますが、〝医療依存度〟は高い方です。

八十代なのですが、前向きな性格からリハビリにも意欲的で、少しずつ室内を歩けるようになりました。すると、今度は「お祭りに行きたい」という目標が生まれました。下町だから、お祭りが盛んなんですね。以前はみこしかつぎで重要な役割を果たしていたそうです。今では一人で近所を散歩できるまでに回復しました。

訪問看護は週二回で、困りごとなどをうかがったりしていますが、雑談で終わることもあります。時には夫婦げんかの仲裁に入ることも。崇さんはべらんめえ口調だし、佳代さんはこまごまと気がつく方なので、ちょっとした言い合いになることがあるんです。例えば、「お父さん、水を飲まないとダメじゃない」「いいんだよ、わかってんだよ。余計なことをいちいち言うんじゃねえよ」といった具合です。「第三者が言うとちょっと違う」と佳代さんがおっしゃるので、僕が「最近は水分を摂れていますか」などと聞くようにしています。佳代さんの負担をちょっとでも軽くできればと思っています。

ある日、佳代さんは雑談の中で、「訪問看護ではちょっと気になったことは教えてもらえるし、こちらの話も聞いてもらえるので、生きがいにつながるのよね。こういったことをすればいいんじゃないのかなというヒントももらえて、自分で考える参考になるのよ」とおっしゃっていました。年を重ねていく中でも、自分たちで考えて生活をし、病気と向き合う力は誰しも持っているのだな、とあらためて考えさせられました。

いくつになっても新しいことにチャレンジ

崇さんはこれまで、仕事一筋。職人気質ということもあって、家のことは一切、手を出しませんでした。しかし、このごろは散歩の帰りに「ソースが少なくなってたから、買ってきたよ」と家の買い物をしてきたり、台所に立って果物を切ったりするようになりました。日々、進化じゃないですけれど、この年齢になっても新しいことにチャレンジできるんだな、変わっていく力を持っているんだな、と感じました。

訪問看護でうかがうと、崇さんはこの写真のように、ベランダに立って外を見ていることが多いんです。子どもの遊ぶ姿などを見ながら「今度は何にチャレンジしようか」と考えているのかなと、その後ろ姿がまぶしく見えたので、写真を撮らせていただきました。

前向きに生きる夫婦をさりげなくサポート

八十代の崇さんは多くの病気を抱えている。夜は人工呼吸器をつけて眠り、自分で導尿もしなくてはいけない。しかし、老いや病を受け止めながら、自分らしい生活ができている。しかも、新しいことにもチャレンジしているようだ。妻の佳代さんもまた、訪問看護師の話からヒントをもらいながら、崇さんを支えている。

その二人を尊敬の念を持って支えているのが訪問看護師の寺﨑さんだ。訪問が雑談で終わることもあるというが、訪問看護師のサポートという安心感があるからこそ、崇さんも佳代さんも老いや病気と向き合って生きていく力を出せるのではないだろうか。佳代さんの言葉からは、寺﨑さんへの信頼が感じられる。夫妻にとっては、息子のような存在でもあるのかもしれない。信頼関係があるからこそ相談もされるし、時には夫婦げんかの仲裁までもできるのだ。

写真が一枚あるといい

もし崇さんが病院にいたら、パジャマ姿でベッドに横になっていて、リハビリのときは車いすに乗って行くという姿だろう。病院の看護師はそんな入院患者の姿を見慣れてしまって、患者の退院後の日常生活を想像できないのではないか。退院から数年後、病気と向き合いながらも新しいことにチャレンジしている崇さんの姿を見たら驚くかもしれない。病人としての崇さんではなく、自宅で生活する崇さんをイメージすることが大切だ。

今後また崇さんが入院することがあったら、その日常生活に思いを馳せることができる看護師にケアをしてほしいと思う。訪問看護などの在宅サービスを担う人が、病院の看護師に伝えるべき情報は、既往歴や病気の経過だけではない。その人の趣味や生きざまといった、かかわりから見えてくる当事者の普段の生活を伝えることが重要だ。崇さんのしゃきっと胸を張って立つ姿までも、〝申し送り〟してほしいのだ。

病室にも、入院前の生活がわかる写真があるといいかもしれない。それが一枚あるだけでも、その人となりが想像できたり、話題のきっかけになったりもする。

例えば、この崇さんの写真。手前の机の上に置かれているのは池波正太郎の『鬼平犯科帳』。単に「読書がお好きなんですね」ではなく、「池波正太郎さんがお好きなんですね」と、崇さんに話しかけたらどうだろう。きっと、「そうなんだよ。その中でも、特に俺が好きなのは『鬼平犯科帳』のシリーズでね……」などと応じてくれると思う。

池波正太郎は多くの時代小説を残しただけでなく、食通、映画通としても知られ、食や映画に関するエッセイも多い。下町育ちで粋な江戸っ子を体現した人でもあり、それは崇さんとも通じる部分がある。看護師にそうした知識や関心があれば、崇さんとの話題はどんどん広がっていくだろう。

その人となりを知る手がかりが多ければ、その分、深くかかわることができる。看護師と患者の共通の話題は、病気以外にもたくさんあるはずだ。

寺崎さんの気づき

人は自律や探究する心を持っていますが、病や衰えにより表現することが困難になります。退院直後の方は、からだに不安を抱きながら、少しずつ元の生活に戻れるよう毎日を一歩一歩進んでいます。崇さんは、常に元の生活に戻ることと新しいことに挑戦をしています。年齢を重ねても成長する姿勢に直面し、訪問看護師は、医療や介護といった専門領域だけでなく、その方の人生すべてにかかわるサポートをさせていただいているとあらためて感じました。

Identity

看護の専門性を再考

「腕時計を持ってくるように言ってよ！」

ケアマネジャーの名前を呼び捨てにして、強い口調で若い看護師に伝言を依頼した加藤さん。翌日、約束どおりに腕時計を届けに来たケアマネジャー。そこで看護師が目にしたのは意外な光景だった。

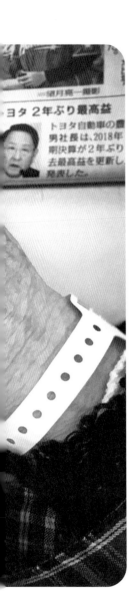

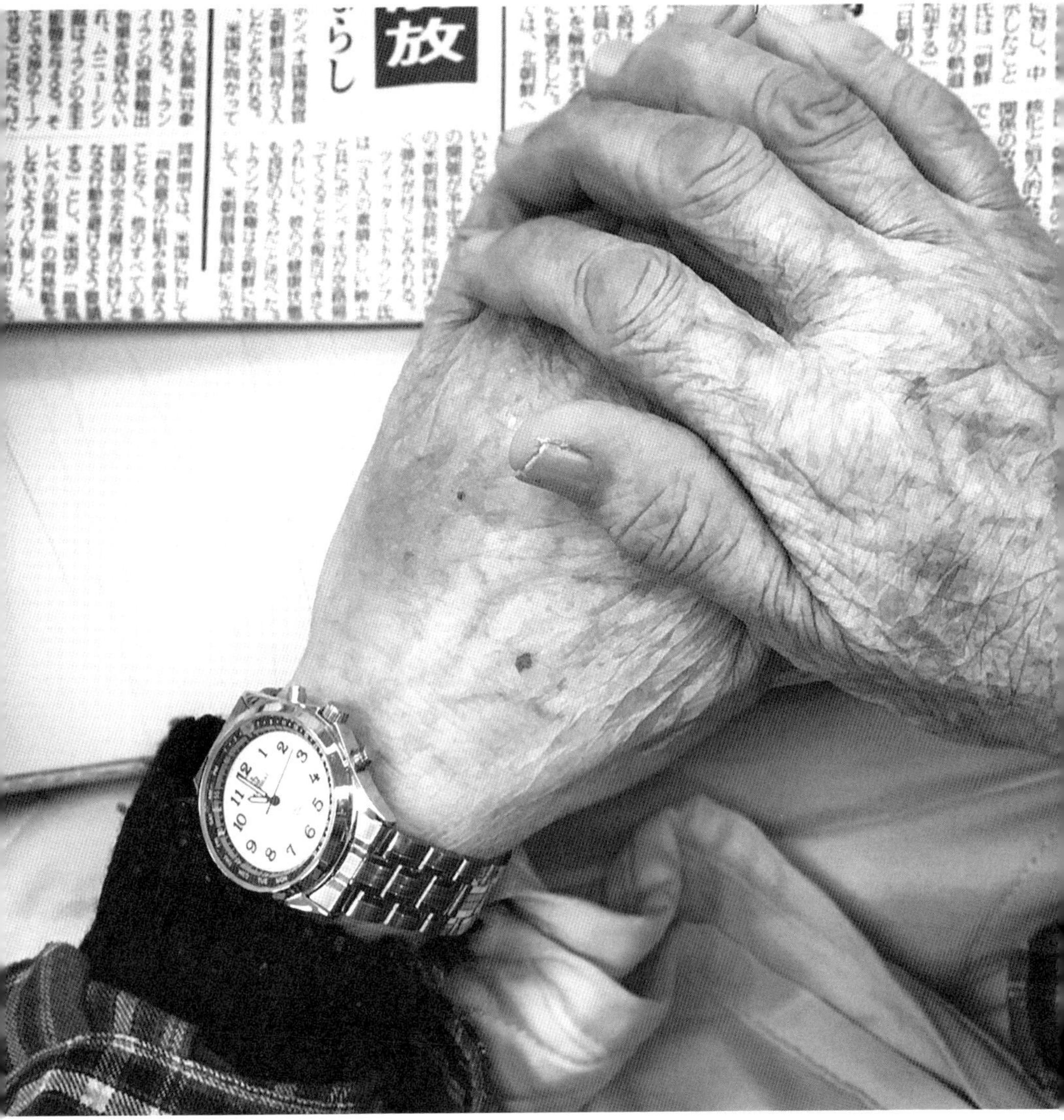

61 「腕時計を持ってくるように言ってよ！」

撮影と語り◉向井さん

ヒヤっとする関係性

私は今、病院で若い看護師さんたちの教育を担当しています。その中で、二年目看護師の宗さんと一緒にかかわった患者さんが加藤さんです。

一人暮らしの加藤さんは、自宅で倒れているところを発見されて、緊急入院となりました。家族は近くにいません。今後の療養を考える時期になり、これまでの生活を聞いているうちに、加藤さんが「ケアマネの重田に電話して腕時計を持ってくるように言ってよ！ 不便だからさ」と言い出しました。「重田はまったくヘタレでしょうがないんだよ！」とも。宗さんが「必ず今日中に電話しますね」と約束したものの、彼女も私も、加藤さんとケアマネジャー重田さんの関係性がちょっと心配になりました。

その日のうちに開かれた加藤さんの退院支援カンファレンスでこの件を報告すると、ソーシャルワーカーが重田さんに電話をかけることになりました。すると、翌日には腕時計を持って重田さんが来院しました。「生きてたの！」と駆け寄る彼を、加藤さんは「おお、来たか！」と満面の笑みで迎えました。そして早速、嬉しそうに時計を腕に着けました。

これは特別な時計なんだ

加藤さんは、毎日、腕時計を見て喜んでいます。

「すごくいいだろう。これは特別な時計なんだ。電波で動くんだ」

実は、これは重田さんが贈ったものらしいのです。加藤さんはものづくりが趣味で、同じように分解も好きです。でも最近は元に戻せなくなることが多いようで、以前身に着けていた時計も直せなくなって困っていたそうです。それを見た重田さんは「十年以上のお付き合いで、いろいろ教えてもらっていたから」と、お礼に腕時計を買ったのだそうです。

「三千円だったしね。でも加藤さんには三万円って言ってあります（笑）」

私も嬉しいです！

加藤さんは、腕時計が届くのに、看護師やケアマネジャーがかかわったことを覚えていて、私たちが行くと手を振ったりしてくれるようになりました。宗さんは「加藤さん、すごく喜んでましたね！電話のお礼も言われました。私も嬉しいです！」と言っていました。

加藤さんは「昼間寝ているのは当たり前だ」というような生活で、病院で何かをしてもらうよりも、自分の自由に過ごしたいという人。重田さんはそれをよくわかっているんですね。加藤さんがどうして〝ヘタレ〟と言うのかわかりませんが、重田さんはご自分のことを「グズだし、何か言われるとすぐへこんじゃうんです」と口にしていました。でも、お目にかかった限りではそんなふうには見えません。きっと、加藤さんをはじめとした患者さんとの関係の中で、重田さんもたくましくなられたんじゃないかな。

全員が当事者の思いを中心に考えれば、連携はうまくいく

加藤さんの望みは翌日には実現した。しかし残念ながら、いつもこんなに早く患者の希望がかなうとは限らない。多忙さの中で埋もれてしまうこともあるし、毎日、同じ人が担当してくれるわけでもない。だから患者は「あの人にお願いしたあれ、どうなってる？」と、何度も確認しないといけないこともある。

今回はうまくタイミングが合ったともいえるが、それだけではない。時計が届くまでには、看護師、ソーシャルワーカー、ケアマネジャーといった複数の人がかかわっている。異なる職種という意味での多職種連携であり、院内だけにとどまらない地域を巻き込んだ連携でもある。その誰もが加藤さんの思いを中心に考え、それぞれの役割を果たした。その一端を担った若い看護師は、翌日、連携がもたらした結果を目にする。それは、病院で働く彼女にとって、新鮮な驚きだったに違いない。

切り取られた場面だけではわからない関係性もある

ケアマネジャーのことを呼び捨てにし、〝ヘタレ〟とも言う加藤さん。発見が遅ければもっと重大なことになっていたかもしれない加藤さんに、「生きてたの〜！」と声をかけるケアマネジャーの重田さん。二人の関係性を知らなければ、「大丈夫なのかな」と心配になる。若い看護師の宗さんは、きっとドキドキしながら聞いていただろう。

近くに家族がいない加藤さんにとって、十年以上の付き合いになる重田さんは、本音で話せて、自分らしくいられる存在なのではないか。ぞんざいとも聞こえる言葉は、重田さんへの信頼の証だ。

一方の重田さんは、加藤さんが加藤さんらしくいられるような付き合いをしてきた。そして、いろ

いろなことを教わったと感謝をしている。

病院の中にいると、在宅のサービス提供者と利用者のつながりは見えづらい。若い看護師の宗さんにとっては、切り取った場面を見るだけではわからない関係性もあると学ぶ機会になったのではないか。加藤さんと重田さんには〝患者と専門職〟という枠を超えた関係があるからこそ、お互いに言いたいことが言えるのだ。宗さんは二人のやりとりから、さまざまなことを感じ取ったに違いない。それは、在宅療養を知らない看護師へのよい現場教育になっただろう。

加藤さんにとって、この腕時計はただ単に時間を知るためのものではない。〝特別〟であるのは、加藤さんの日常を維持する大事なものだからだろう。もしかしたら、重田さんから贈られた時計だということもあるのかもしれない。「時計を持ってくるようにケアマネに言ってよ」と頼んだのは、時計を持って駆けつけて来る重田さんに会いたかったからなのかもしれない。

向井さんの気づき

連携を語るときによく使われる「顔の見える関係」という言葉があまり好きではありません。顔の見える関係＝知り合い、だからうまくいく。知らない人とはうまくいかない、では少し了見が狭いように感じます。関係者同士は知り合いでなくても、患者さんにとっては皆知り合いです。だから、シンプルに「患者さん中心に考えれば連携はうまくいく」と信じたいです。この出来事で、それを形として若い看護師に見せられたのはとてもうれしいことでした。

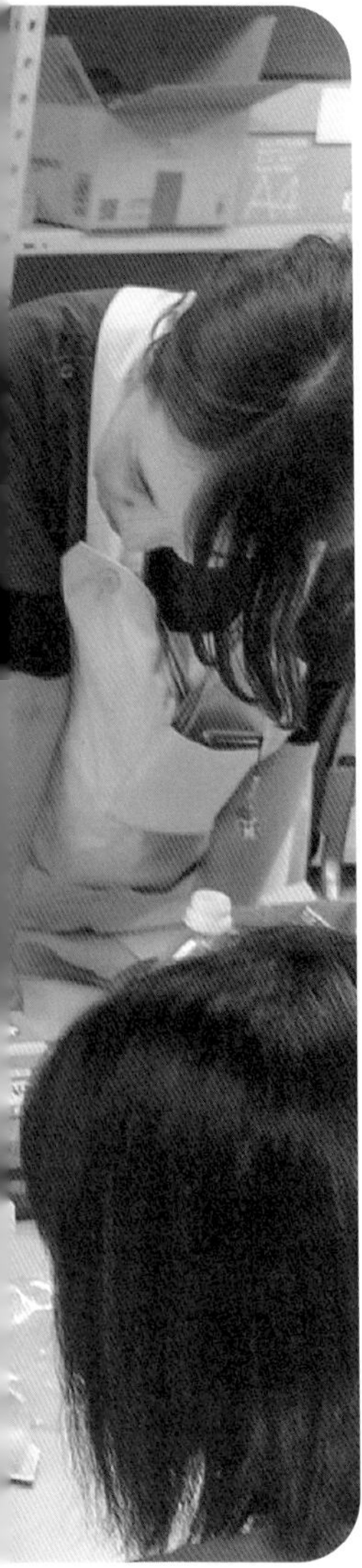

「半人前の看護師なら、お金は払わない」

新卒の訪問看護師の研修の一場面。先輩たちが見守る中、注射の練習に励んでいる。患者にとっては、誰が来ても同じ訪問看護ステーションの看護師。だからこそ、確かな看護技術が求められるが、それだけではない。介護職から学ぶ"生活を支える視点"がなければ半人前。先輩たちはチームでサポートする。

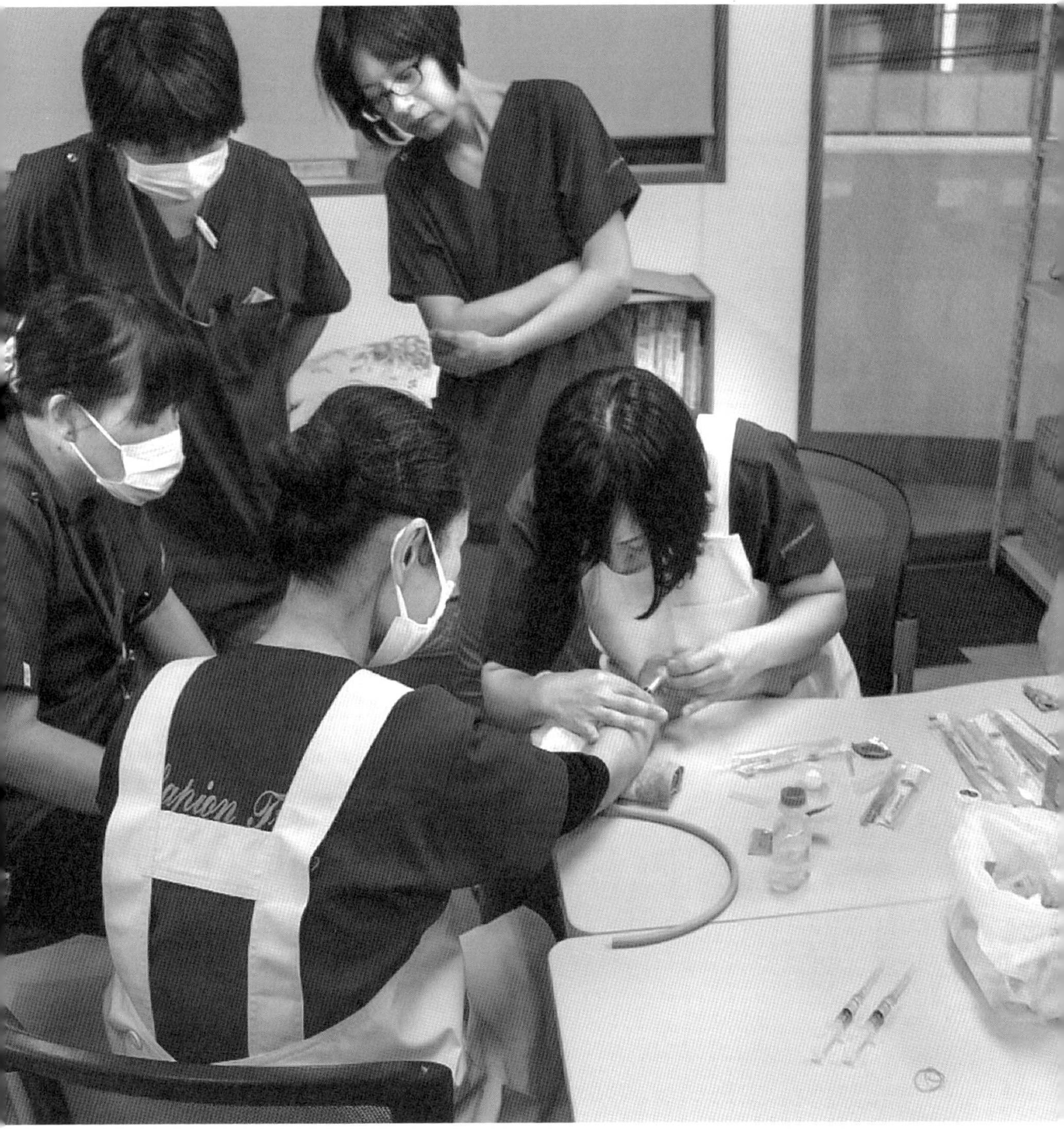

（撮影と語り◉岡元さん）

患者にとってはベテランも新人も同じ〝看護師〟

写真は、私が勤めている訪問看護ステーションで、新卒の訪問看護師が注射の練習をしているところです。新卒で訪問看護師になる人はまだ少ないのですが、うちのステーションでは新卒訪問看護師の育成をしています。周りを先輩たちが取り囲んでいるので怖そうに見えるかもしれませんが、みんな温かい気持ちで「大丈夫、大丈夫」と励ましています。

病棟勤務ならば注射をする機会も多く、うまくできなくてもほかの人がすればいいということになると思いますが、訪問看護ではそうはいきません。基本的には一人で訪問に行くので、「注射ができませんでした」と帰ってきたら、別の看護師が時間と手間をかけてもう一度訪問することになります。また、新卒の看護師が訪問しても、ベテランの看護師が訪問しても、利用者からいただく料金は同じです。利用者や家族から「半人前の看護師なら、お金は払わないぞ」と言われてしまう可能性もゼロではありません。新卒といえども確実な技術を身につけることが必要なのです。

介護職から学ぶ

ケアの技術はもちろん大事ですが、看護においては相手のことを思いやる気持ちや、相手が何を考えているか、何を希望しているかなどを、きちんと読み取るスキルもまた重要です。そこで、うちのステーションでは新卒の訪問看護師については、注射などの技術の練習をする前に、三カ月くらいかけて〝生活を見て学ぶ〟研修をしています。

具体的に言うと、同じ法人の中に療養通所サービスがあるので、そこで働く介護職に付いて利用者の生活を支えるとはどういうことかを学びます。看護師は技術ばかりに目がいく傾向がありますが、介護職は相手が何をしてほしいだとか、どのように思っているかを聞き出しながらケアをすることがとても上手です。

例えば、食事をつくるにしても、介護職は「今日の体調はどうですか」から始まって、「何を食べますか」「軟らかくしましょうか」「冷たいものにしましょうか」のように尋ねながら、利用者の気持ちや状態に合わせてケアをしますよね。それは介護職の得意分野だと思うので、新卒の訪問看護師にも生活の場面で一人ひとりと向き合うことを介護職から学んでもらっています。

看護師のほとんどは病院勤務の経験があります。病院で鍛えられた看護師像を引きずっていると、訪問看護に転職したてのころは、ほかの職種に対して上から目線の人もいるんですね。端的に言えば、〝急性期の現場にいる看護師が偉い〟というもの。でも、うちのステーションでは介護職、看護職、理学療法士などの多職種が一緒に働いています。だからこそ、お互いに支え合っていること、それぞれに得意分野があることなどを認め合うことが大切です。

「看護師はそんなに偉いんじゃないよ」

これは日ごろから心がけて言うようにしています。

誰が何をすれば一番当事者のためになるのか

ある療養病床の看護師は、「介護職の人は、患者さんの小さな変化も見逃さずにすぐに教えてくれるので、本当に感謝している」と語る。吸引などの医療的なケアは看護師にしかできないが、患者数に対して看護師の人員は少ない。だからこそ、細々としたケアを担っている介護職の目が重要だ。「あの患者さんちょっとおかしいよ、と教えてもらえるからこそ気がつけることはたくさんある。介護職も看護師も同じチームだなって実感しています」。

しかし世間を見渡せば、他職種から学び、協力しようとする姿勢が見られない看護師もいる。「急性期の現場にいる看護師が一番偉い」という考えはいまだ根強い。変なプライドを持ち続けている看護師は、施設での仕事に就いたとき、「看護師がエース級で働けるのは病院。自分はまだエース級事情があって働き場所を選んだ結果、ここにいるだけなのだ」と言いかねない。「私たち看護師がスキルを提供するから、介護職はそれ以外のことをして」というスタンスでは、ケアを一緒にしようという気持ちは感じられない。

「看護師が指示するべき」とか「これは私の仕事じゃない」と考えている看護師に"チーム"という意識はないだろう。あったとしても、その中心には自分(=看護師)がいるので、"患者や利用者が中心"という思いはない。当事者が中心であったなら、誰がどのようなことをするのが一番よいかを考えるし、さまざまなことを多職種で共有するほうがよいのは明らかだ。

それぞれの専門性への尊敬

介護職を軽視する社会的風潮もある。利用者や家族も、看護師には敬語を使っても、介護職には使わなかったりする。「介護福祉士」は看護師と同様に国家資格であるにもかかわらず、「介護さん」「ヘルパーさん」と呼ばれて、ないがしろにされることがある。看護師との世間的な認知の差に、割り切れない思いをしている介護職も多い。

岡元さんの事業所では、看護職や介護職、保育士、理学療法士などがいるが、皆同じユニホームを着ている。だから外から見れば、誰がどの職種かはわからない。それは、誰か決まった職種がリーダーシップをとって、その指示・命令で働くのではなく、職種に関係なく声をかけ合いながら、それぞれが利用者一人ひとりに向き合って、自分ができるケアをめざしているからだ。

介護老人保健施設に勤務する理学療法士は、他職種とともに働く中で、専門性について深く考えた。〝患者や利用者のため〟を思えば、すべての職種が共通してできるケアはたくさんある。「では、それぞれの専門性とは何なのか」を突き詰めたとき、当事者を見る「視点が違う」ことを発見した。専門性が異なれば、ケアのアプローチも変わってくる。だからこそ、自ずと相手をリスペクトしようという考えに至ったともいう。

それぞれの専門性を尊敬し合い、学び合うことが多職種連携のカギなのではないだろうか。

岡元さんの気づき

新人の訪問看護師を指導するにあたっては、技術的なことも、多職種連携といったことも、実際にやってみて、感じとるのが大切だと思います。看護師だからリーダーシップをとるわけではありません。介護職がその役割を担うこともありますし、その場、その状況によって与えられる役割は変わります。新人には、現場から見えてくるものを大切にしてもらいたいです。

カンファレンス記録シート

院を目指している。
歩行が困難であること、疼痛が退院の障害になっている。
施のために、栄養状態の改善と疼痛緩和の方針を話し合った。

ム（精神科医師、緩和ケア CN）、病棟看護師、栄養サポートチーム（NST：栄養士、
（WOC）CN、理学療法士、退院調整看護師

……疼痛の状況、心理面が疼痛に影響していると考えるエピソードを報告
……在宅療養時の疼痛の状況について、訪問看護師からの情報を報告
師…身体的疼痛とスピリチュアルペインの存在、適切な薬剤使用と関わりの必要性
について説明

ついて
現在の ADL とリハビリの必要性について報告
本人の認識と努力、現状を報告
在宅療養時の本人の経管栄養への考えについて、訪問看護師からの情報を報告
瘡の現状に対する経管栄養の是非についての考えを説明
リハビリ実施と、褥瘡治癒のための栄養摂取の必要性を説明
瘡の治癒でなく、褥瘡治癒を目的に限定的な期間で経管栄養するという選択肢を提示
余命と褥瘡治癒に要する期間を考えた場合の経管栄養実施の意味について説明

本人の心身の状況に配慮した鎮痛剤の使用方法を本人・家族・関係者で共有する。
のリハビリ実施と褥瘡治癒を目標に、経管栄養を期間限定で実施することを、
る。

※CN：認定看護師

「その〝良かれ〟は、本当に本人にとって〝良かれ〟なのか」

入院中の間宮さんは肺がん末期。自宅退院をめざしている。退院調整看護師は、間宮さんの希望をかなえるべく、多職種カンファレンスを企画した。

【議題】
本人・家族とも自
難治性の褥瘡、ト
褥瘡治癒とリハビ

【参加者】10 名
主治医、緩和ケア
看護師)、皮膚排

【内容】
・疼痛について
　　病棟看護師
　　退院調整看
　　緩和ケアチ

・経管栄養の必要
　　理学療法士
　　病棟看護師
　　退院調整看
　　主治医……
　　NST 栄養士
　　NST 看護師
　　WOC　CN·

【結論】
①現状の薬剤使用
②トイレ歩行の
　本人と家族に提

撮影と語り◉小倉さん

退院後の希望をかなえるためのカンファレンス

私は退院調整看護師です。勤めているのは超急性期病院なので、診療科は細分化され、専門チームも数多く存在しています。そのため、入院患者には主治医以外にもいろいろな専門職がかかわることになります。それはよいことでもあるのですが、人数が多いために、患者さんの伝えたいことがすべての人に伝わらないという状況も起こり得ます。また、入院期間が非常に短い病院でもあるので、多職種が力を発揮する場面を意識的につくっていかなければならないと、日々感じています。

写真は、私が企画した多職種によるカンファレンスの記録シートです。議題は、再入院中の間宮さんの希望をかなえるための支援について。間宮さんは六十代の女性で、肺がんにより余命約一年と言われていました。胸水による呼吸苦で一度入院しています。短期間で退院する予定でしたが、胸腔穿刺後に痛みが増強し、結局、入院期間は三カ月に及びました。入院中、疼痛管理はあまりうまくいかず、食事が食べられなくなり、動けなくなり、重度の褥瘡を発症し、らちが明かなくなっていました。それで主治医が「入院環境が悪いんじゃないか」と指摘し、本人も「家に帰りたい」と言ったので、在宅療養の体制を整えて退院しました。しかし、その三週間後に褥瘡が悪化して再入院になったという経緯があります。

褥瘡は入院すればよくなるでしょう。でも、再入院の目的は褥瘡を治すことだけなのだろうか、と考えました。本人と家族ともに自宅退院をめざしています。かといって、褥瘡を治しただけで自宅に帰すのは、ケアの方針として少し違うような気がしました。間宮さんには、トイレまで自力で行けるようにして、近くに住む娘二人の介護をなるべく受けないで自立して生活したいという希望があったのです。

間宮さんは、常に前向きな考え方をする人で、これまで治療に関することなど最終的にはご自分で決定してきました。そこで、間宮さんに治療の選択肢を提示するために、まずは関係者同士の意見をまとめておく必要があると考えました。もし、職種ごとに全く違った提案をしてしまっては、間宮さんを混乱させてしまうことになると思ったのです。間宮さんの今後の生活における課題を多職種で話し合い、入院中にどのような医療介入ができるかを考えるために、カンファレンスの開催を呼びかけました。

専門職同士の率直な意見交換

カンファレンスの主なテーマは、褥瘡を治すこと、痛みをコントロールし軽減すること、日常生活動作のレベルを上げること。そのために栄養状態をどう改善するかが焦点となりました。

主治医からは「がん末期の人の栄養状態をよくする必要があるのか」という発言がありましたが、それに対して、栄養士からは「がん末期といっても、現在は悪液質がたまっているわけではないので、栄養状態をよくすることによるメリットのほうが大きい。そのようなデータもある」との反論がありました。リハビリ職からは、歩行に関して、「歩く能力はあるけれども、持久力が低いので体力をつけたほうがいい」という提案。緩和ケアチームからは痛みのコントロールについて、「精神的な影響が大きいので、自分でもう少しできることが増えれば肯定感を持つことができて、痛みが軽減されるのでは」という意見がありました。

これらを基に話し合った結果、褥瘡をスピーディに治すために栄養状態をもう少し改善する方向で議論がまとまり、期間を限定して経管栄養法を提案することになりました。他にも、中心静脈カテーテルの一種であるCV（皮下埋め込み型）ポートや、経口摂取による治療方法も検討しました。けれども、在宅療養中に訪問看護師からCVポートについての話があったときに、間宮さんは「切開はすごく嫌なので、選択肢にない」と言っていたこと、病棟の看護師から、現在間宮さんは栄養剤を頑張って飲んでいるけれど「一日三本以上は飲みたくない」と本人が言っていたという報告があったことなどから、経管栄養法をケアチームの提案とすることにしたのです。

もちろん、実際に提案した際には、「やる・やらない、どちらの選択をしたとしても、そのあとのことも一緒に考えていきます。ゆっくり考えてくださいね」とお伝えして、強制するようなニュアンスにならないように細心の注意を払いました。

この多職種カンファレンスによって、それぞれの職種が自分の専門性からの意見を述べたことで、多角的な視点から患者さんを見ることにつながり、理解が深まりました。意見が対立する場面もありましたが、その分、患者さんの希望を実現するための支援について率直に協議することができたと思います。

当事者はどこにいる

無機質に見える記録用紙からでも、専門職による熱い議論やそれぞれの思いがうことができる。特に印象的なのは、病棟看護師が「本人の認識と努力、現状を報告」したという記述だ。病棟看護師は患者と十分に話す時間がないからか、本人の思いや努力を知らないことが多い。小倉さんいわく「間宮さんは、年下をかわいがってくれるタイプ。スタッフの悩み事を聞いてくれたりしたんです」。日ごろから会話を重ね、信頼関係ができていたからこそ、多職種で当事者の思いを尊重できた。

ただ、このカンファレンスにはチーム医療の中心にいるべきはずの当事者が参加していない。専門職ばかりのカンファレンスに患者が参加しても発言することはあまりないかもしれない。しかし、間宮さんは自分で意思決定ができる自立した女性だ。カンファレンスに参加してもよかったのではないか。経管栄養について提案されたとき、間宮さんはどう思っただろう。もし、間宮さんが参加していたら、どのような展開になっただろう。

当事者のいないところで検討され、その後に医療者が思う〝良かれ〟が当事者に告げられる。しかし、その〝良かれ〟は本当に当事者にとっても〝良かれ〟なのだろうか。

小倉さんの気づき

間宮さんが参加しないカンファレンスになった理由を考えると、そのときの私は、異なる意見を持つ人々の間で生じるだろう誤解や混乱が、患者の意思決定に支障をきたしてしまうだろう、と考えたのだと思います。私の懸念に対して間宮さんはどう思うのか、聞くこともできたのに。今は、憶測と思い込みが一方的な〝良かれ〟を生み出すことを意識し、自分の思考を注意深く監視しています。

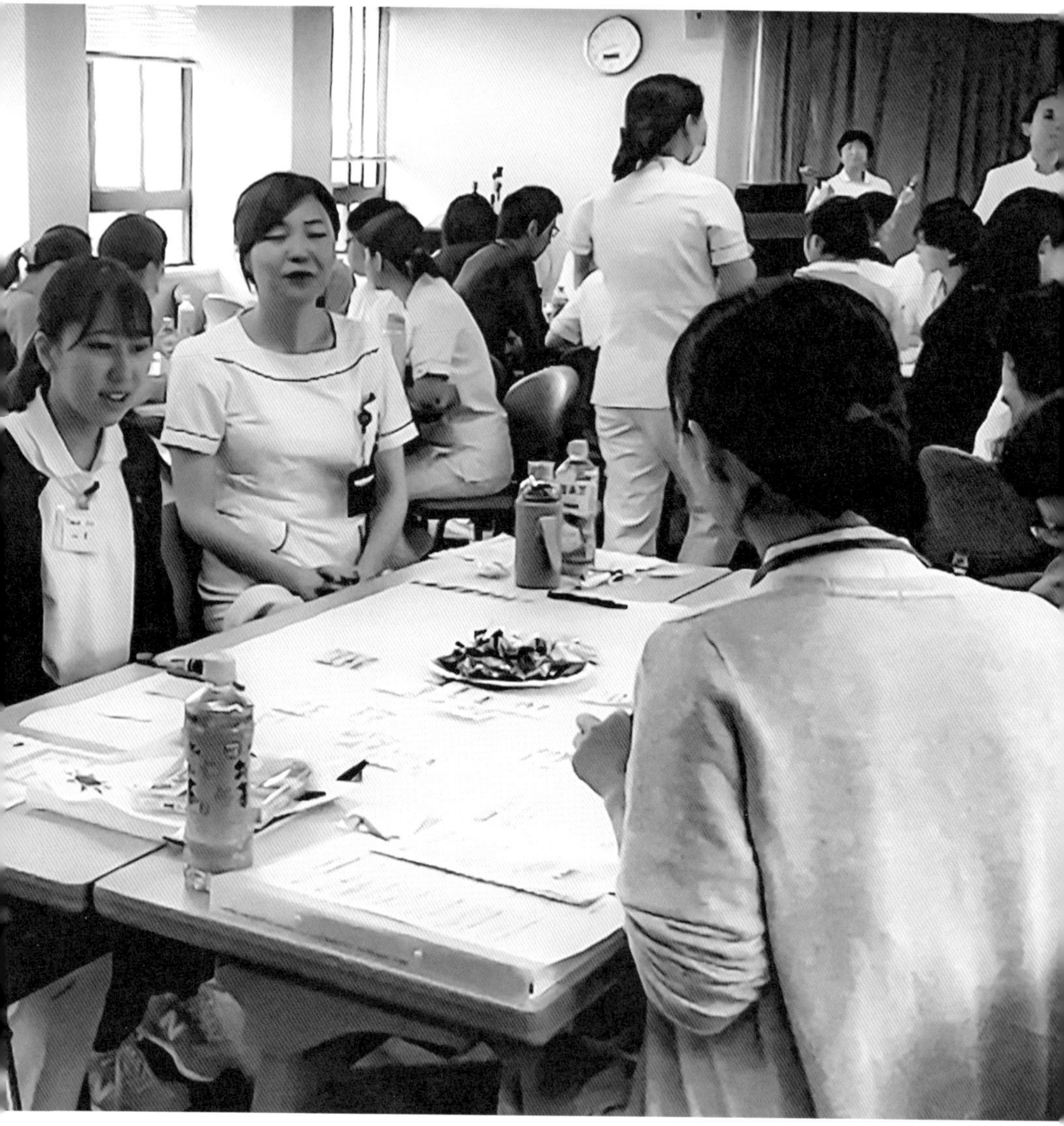

「役割の境界線」

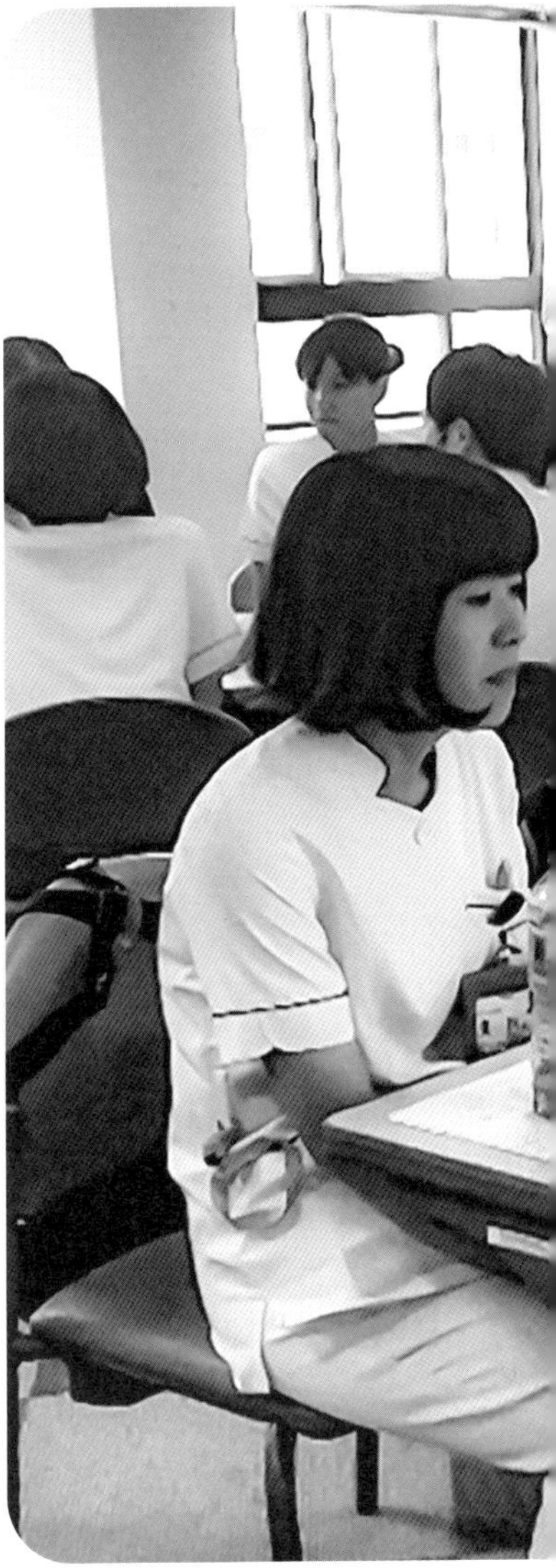

岸本さんの訪問看護ステーションでは、看護学生の実習を受け入れている。地域連携の実際を知ってもらうべく、多職種会議に一緒に参加してもらうことにした。

撮影と語り◉岸本さん

他の職種に対する遠慮がある

私が勤務する訪問看護ステーションでは、看護大学の学部三年生の実習を受け入れています。学生にとっては、初めての地域・在宅看護実習です。先日、ある学生から「地域連携って、どのようにしているのですか」と質問を受けました。ちょうど、その日は年に一度、地域の多職種が集まる会議の日でした。そこで、「行ってみる?」と声をかけ、急遽、学生と一緒に参加することにしました。

学生は最初、とても緊張して顔が強ばっていましたが、ケアマネジャーや病院看護師、ソーシャルワーカーなどの本音が飛び交うグループディスカッションを聞いているうちに、だんだん表情が和らいできました。終わってから感想を聞くと、どの職種もほかの職種に対しては「こんなこと聞いていいのかな」と、遠慮しているように感じたそうです。

「役割の境界線を意識し過ぎず、お互いのことがわかるとよいケアや連携ができるのだと思いました」

その感想に、素直に見て、聞いて、感じることは、人としても看護師としても大切な学びだと感じました。特に在宅でのケアにおいては、各職種が担う仕事にはっきりとした境界線があるわけではないけれど、それぞれの専門性に基づいたケアは行われていると思います。だからこそ〝横の連携〟が大事だと言われるけれど、まだまだ〝縦割りの連携〟が強いですよね。若い人たちに「それではいけない」と感じてもらうと同時に、私たち自身も少しずつ本当の〝横の連携〟を考えていかなければと思いました。

学生の率直な学び

岸本さんは実習に来た学生を指導する立場だが、学生の素直な視点から学ぶことも多いという。学生は知識も経験も少ないが、フィルターがかかっていないぶん、かえって物事の本質を捉えることができたりする。だから、学生は〝何もわからない人〟ではないし、〝何もできない人〟でもない。臨床の看護師たちは「だって学生でしょ」と軽視しがちだが、学生たちはちゃんと見ているし、感じ取っている。〝大人になりすぎずに〟学生の意見を真摯に聞き、チームの一員として学び合う姿勢が大切だ。

それにしても、学生が言った「役割の境界線」という言葉には考えさせられる。人によってこの言葉の捉え方はさまざまだろうが、それが多職種連携にかかわってくるという学生の指摘は鋭い。

役割の境界線はどこにある?

ケアを担うそれぞれの専門職には主な役割がある。しかし、それなら自分の主な役割とされること以外には口も手も出さないかというと、そうでもない。看護師なら、患者をアセスメントし、医師にケアや治療の方針を提案をすることもあるし、医療的なケア以外にも生活面のケアや介護をすることもある。看護師と介護職にはオーバーラップする部分が多い。

では、「私は今、時間が空いているので何でもしますよ」がよいのか。それよりも「あなたには、これをしてもらったほうがいいと思います」と指示を出し合うほうがよいのではないか。いやいや、患者にとっては、今してほしいことをしてくれるのであれば、それが看護師であるのか介護職であるのかの線引きは関係ないのではないか。場面にもよるが、いろいろな捉え方がある。だから、「境界線が明確であるほうが連携しやすい」と考える人もいるだろうし、「境界線はないほうがよいのでは」と考える人もいるだろう。

しかし、本当に専門性が必要な部分、法律で定められた役割については境界線と言えるかもしれない。それぞれの専門性をどこで発揮するかが明確でないと、越権行為につながる恐れがある。ただし、相手の領分だから意見するのを控える、自分の判断を伝えられないなどの遠慮をする必要はない。

「当事者は何がしたいのか。そして、当事者のために自分は何ができるか」を考えるのがケアの大前提であるからだ。お互いにその認識ができていれば、遠慮は生じる余地がない。ただし、連携において他の職種に対する〝遠慮〟は必要なくても、〝配慮〟は必要だと思う。お互いへの尊敬と言えばよいだろうか。

自分の専門性を説明する難しさ

「役割の境界線」という言葉をキーワードに多職種連携について考えると、いくつかのポイントが見えてくる。お互い（他の職種）について知ること、前提として自分の役割をきちんと認識すること。その上でそれぞれの専門性を発揮すること。そのためにはコミュニケーションが大切であること……。

では、看護師の専門性とは何なのか。それを自ら説明できているだろうか。

ある看護師は、介護職の面接に当たって、「介護って何？」と必ず質問していて、「自分で説明できないとダメだよね」と話すという。同じように、看護師にも自身の専門性について聞く。すると、各々の経験において重要と思っていることを中心に説明する傾向があって、答えはさまざまだそうだ。答えが同じでないからこそ、「看護師の専門性とはこれ」と端的に表すのは難しい。ただ、「介護職は看護についてこう思っている」「看護師は介護についてこう思っている」と共有する場はつくることができているので、その繰り返しによって相互理解を深めていきたいと考えている。

ある訪問看護師は入浴介助について、「ヘルパーさんもお風呂に入れてくれるのに、看護師さんだと、なぜこんなに料金が高いの？」と利用者から聞かれたことがあるという。もちろん、利用者が聞きたいのは、「看護師の業務は、療養上の世話と診療の補助」などという説明ではない。

自分が十分に説明できないことを他者にわかってもらうことはできない。看護師は自分の専門性について、他者に責任を持って説明できるようになる必要があるだろう。

岸本さんの気づき

学生だったころ、退院した患者さんの実習記録に残された看護問題を記載していて「こんなに色々問題が残っているのにあとは誰が看護するのかな？」と思い、それがきっかけで訪問看護をやりたいと決心したことを思い出しました。学生が実習で抱く素直な気持ちや気づきは「看護とは？」を考える最初の一歩だと思います。看護師の専門性は患者さんの現在・過去・未来を捉え、何が必要なのか皆と一緒に考え、チームが成長するための潤滑剤になることではないかと思っています。

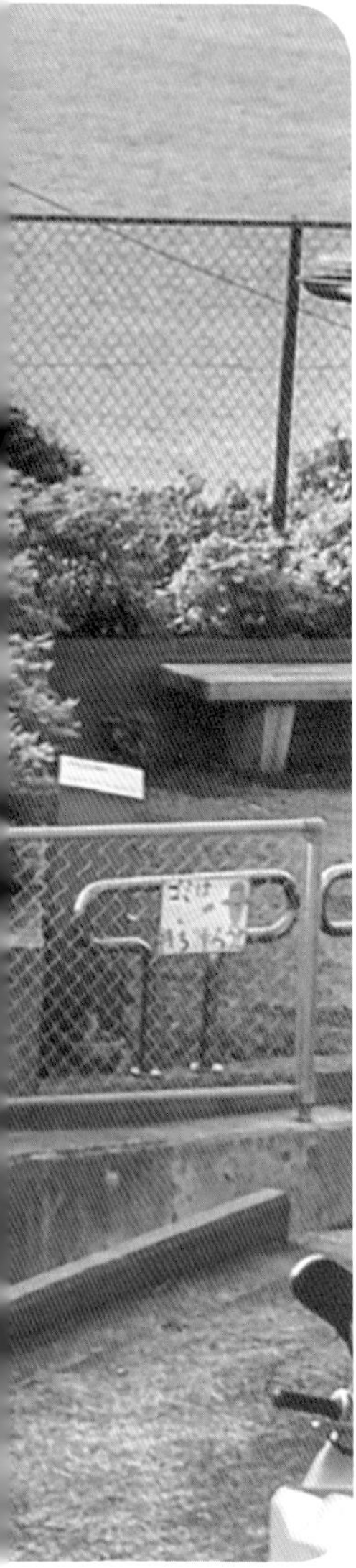

「この島で死にたい」

島の“んばあ”は働き者だ。農作業着姿で生涯現役を貫く。島の人たちはお互いに助け合いながら、暮らしを守っている。「何かあっても、どうもしてくれるなよ」。診療所に来るたびに“んばあ”は言う。

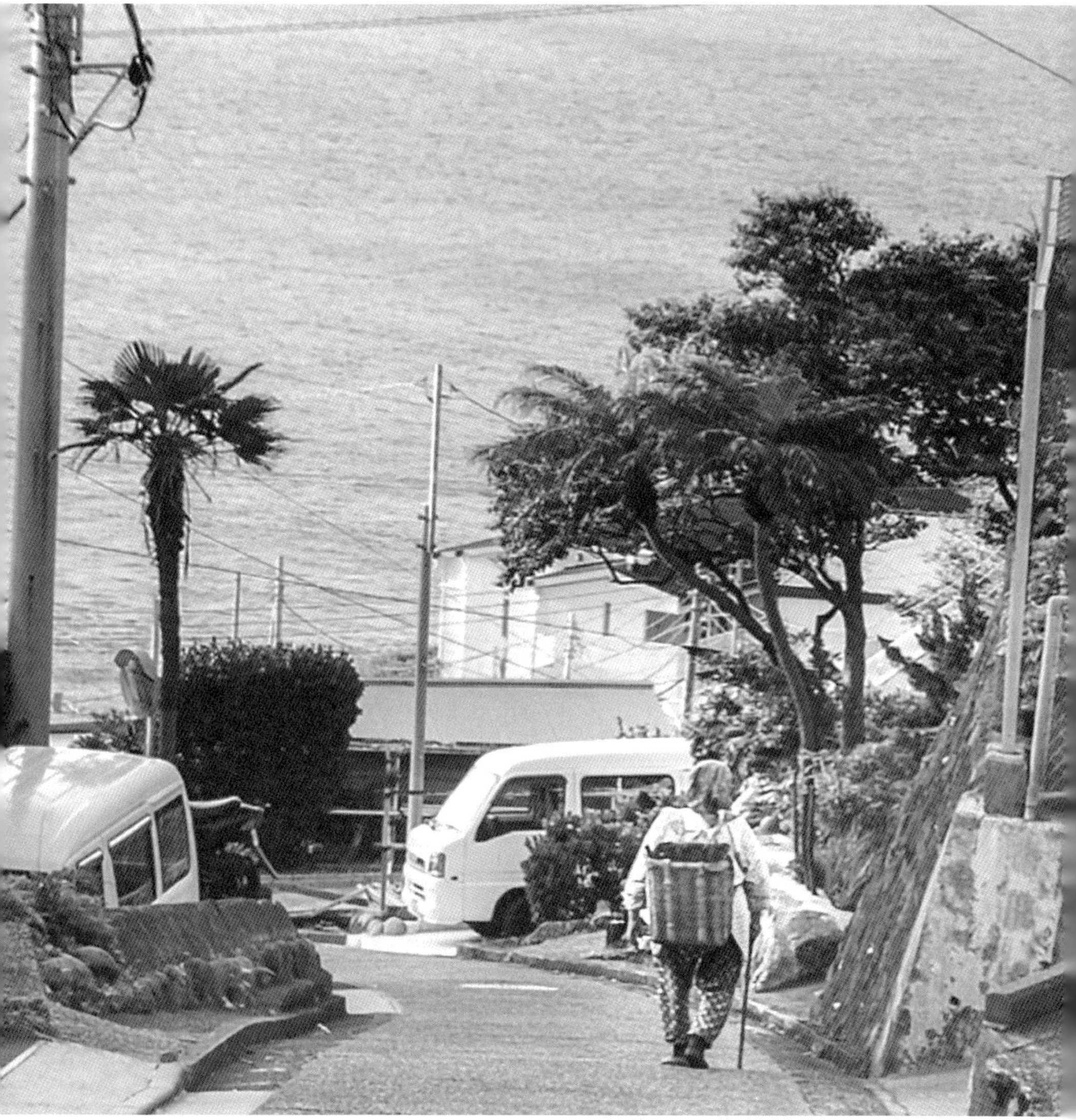

撮影と語り◉日和田さん

助け合いながら暮らしを守る

私は五年間、人口が三百人ほどの島で看護師をしていました。集落は一カ所にかたまっており、端から端まで歩いても二十分ほど。島に診療所は一つで、医師一人、看護師一人です。私は島の状況がよくわからないまま赴任したので、そこでの暮らし方はすべて島の人から学びました。島の人たちが支えてくれなかったら、私は看護ができなかったでしょう。

島の〝んばあ〟は働き者です。〝んばあ〟は島の方言で〝おばあさん〟のこと。〝おじいさん〟は〝んじい〟です。背負い籠に地下足袋というお決まりの農作業着で、生涯現役を貫きます。「畑が生きがい」と話す写真の〝んばあ〟がつくるスイカやジャガイモは絶品です。診療所を一歩出れば、私の師匠でした。〝んばあ〟たちは二週間に一回、診療所に薬を取りに来ます。そのたびに、医師に「自分はこの島で死にたい」「何かあっても、どうもしてくれるなよ」と伝えていました。

「家で死にたい」という言葉は聞きますが、「この島で死にたい」と地域にこだわる人は、島に来てから初めて出会いました。それだけ島全体のつながりが強いんですよね。島には限られた医療しかありません。最先端の医療とはまったく対極です。高度の医療を受けるには、島を出て都会まで行かなければならないとか、緊急の場合は消防庁のヘリコプターに乗らなければならないとか、選択肢も限られています。だからこそ、島の人たちはもしものときについて話し合い、お互いに助け合いながら、それぞれの暮らしを守っていました。

看護の枠を超える

私は島の看護師として、妊婦健診からターミナルケアまでかかわっていました。予防接種や健康診断も、すべてその診療所で行います。療養者さんとの距離もすごく近かったです。

診療所には二床の入院部屋がありました。でも、食事はつくれないから、患者の家族が三食つくって届けます。看護師は一人なので、入院患者がいると毎日夜勤になります。ですから、三日ぐらい経つと、私の体調も気遣ってくださって、入院していた患者さんも「やっぱり、帰るわ」と家に帰っていく。そしたら、こちらから出向いて体調をみたり、からだを拭いたりといったケアをしていました。

別にずっと診療所にいる必要はないので、こちらから患者さんの家に出向くことは多かったですね。例えば、診療所の仕事は朝八時半スタートなんですけれど、私はいつも八時に家を出て、まず認知症の人の家に行って薬を飲んでもらってから、次にアルコール依存症の人の出勤に合わせて抗酒剤を届けるのが日課でした。そんな毎日を過ごし、全然続けられるな、と思いました。それが診療報酬という形になっていなかったことは課題ではありましたが。

島ではケアを担う職種も限られています。だから私には、ときに保健師のように、ときに薬剤師のように、ときに検査技師のように、ときにケアマネジャーのように、看護の枠を超えた挑戦が必要でした。家族や地域の絆が強い場所で、看護の可能性に気づくことができたと思います。

生きることも死ぬことも自然に語り合える

日和田さんが駐在していた島の人たちが「この島で生き、この島で死にたい」と言えるのは、地域とのつながりが強くあるからこそ。島の人たちはみな家族のようで、一人ひとりは〝個〟というより〝島の一員〟。それぞれが自分の強みを生かして、お互いに助け合い、自分たちの暮らしを守っている。そこには本当の地域包括ケアシステムがある。

島の人たちは豊かな自然の中で暮らしている。土を耕して作物をつくり、その作物を食べる。島の土からできたものが自分のからだになる。そこでは、人も自然の中の一つの存在だ。そのような場所ではきっと、時間もゆったり流れるだろう。生きることは死ぬことであり、死ぬことは当たり前。地に足をつけた暮らしの中では、自分がどのように生き、どのように最期を迎えるかは、おのずと考えられるのかもしれない。

都会ではなかなかそうはいかない。都会の生活は慌ただしく、ゆったり流れる時間とは縁遠い。医療に関する選択肢もたくさんある。どこの病院に行くか、どの医師にかかるか、どのようなケアを受けるか……。選択肢が多いと、逆に選ぶことが難しくなることもある。

家族の絆が強い地域で

一口に島といっても、その島によって医療や看護に対する考え方は異なる。

別のある島では、「亡くなるときは必ず自宅で」という風習がある。その島には特別養護老人ホームもあるのだが、入所者たちは最期が近くなると自宅に連れて帰られる。だから在宅死亡率は全国一位だ。

ただ、この地域では看護の力を発揮する場が少ない。島に何人かいる看護師たちは、自分たちの役割について悩んでいる。その島の人たちは、医師に頼ることはあれど、看護師は何ができるんだと思っているようなのだ。看護師がサポートしたいと思っても、例えば褥瘡の処置についても家族が行うので、手を出せない。何より、看護師が何かをして、その対価としてお金をいただくというシステムがない。家族の力や地域の力が強いために、看護師があまり必要とされていない。

では、家族や住民同士が支え合えるならば、看護師の出る幕はないのだろうか。その島での家族による褥瘡の処置は昔風だ。もっと適切なケア方法があるのに、浸透していない。これは、看護師が力を発揮すべきところだろう。

その土地の風習によっても求められる看護師のあり方は変わる。どのような地域でも、必要な看護を見いだしていけるといいと思う。

日和田さんの気づき

暮らしの中に看護が入り、それが普通のこととして受け入れられる風土をつくるためには、まず看護師が、〝医療はこうあるべき〟〝生活はこうすべき〟という凝り固まった考えを捨てなければいけないと感じました。地域包括ケアシステムでは、地域の特性や人々の暮らしを知ることが重要であると言われます。専門職として、住民と同じ目線で一緒に語り合うとともに、ニーズに柔軟に対応していく能力が求められていると気づきました。

Change

ケアの視点を当事者中心に転換

「全然すごくない。これは当たり前のこと」

正行さんは右半身麻痺と失語症があるが、リハビリの努力のおかげで、身の回りのことの大部分は自力でできるようになった。シャワー浴では、自分で洗えない部分だけを介助してもらう。訪問看護師は「ご自身でほとんど洗えてすごいですね」と言うが、正行さんはそうは思っていない。

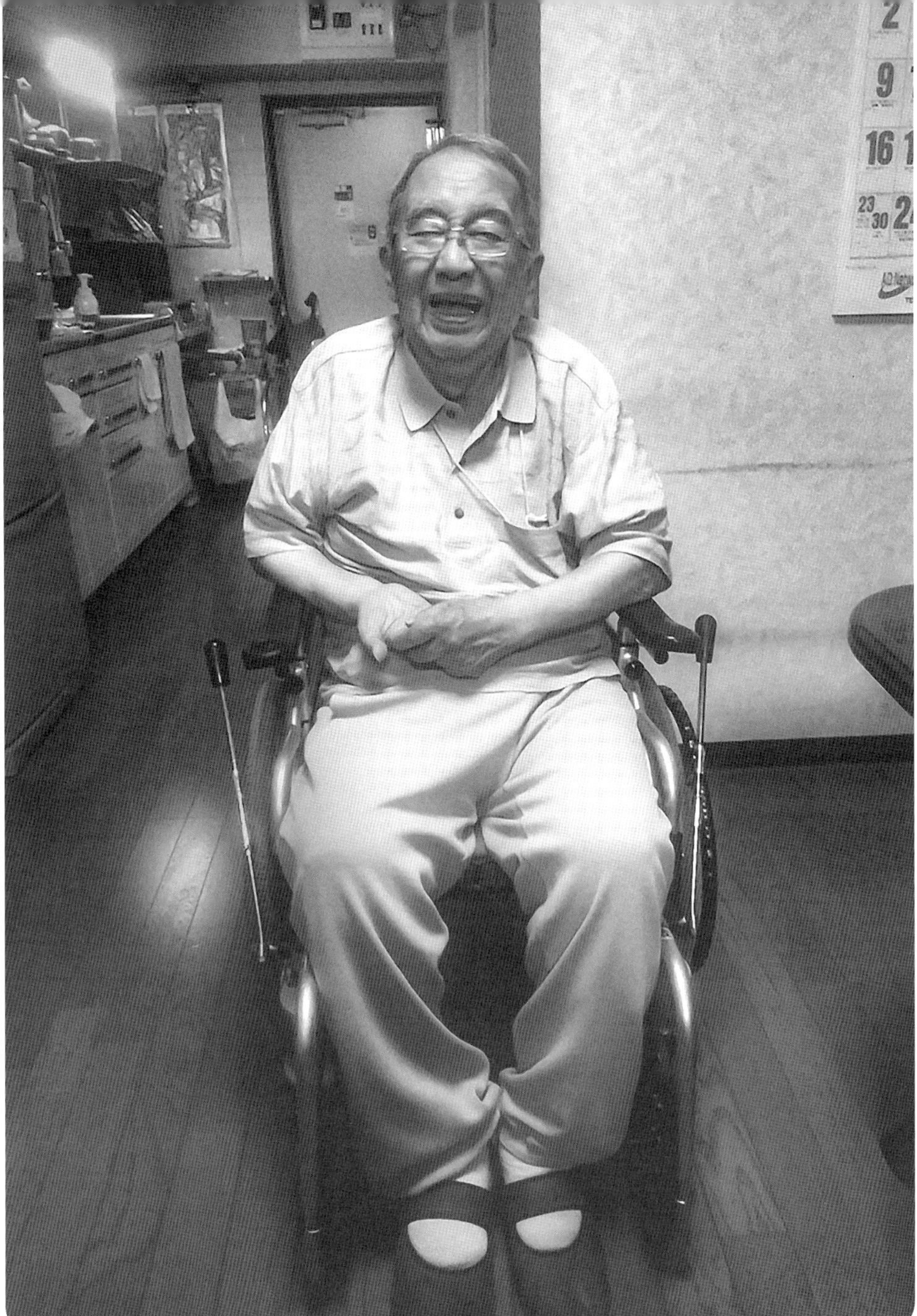

93　「全然すごくない。これは当たり前のこと」

（撮影と語り◉篠田さん）

もっと自分でやりたいし、ほかにやりたいこともある

僕は訪問看護師です。正行さんは二十年前にクモ膜下出血を発症し、現在も右半身麻痺と失語症があります。要介護3です。といっても、身の回りのことはほとんど自分でできます。着替えも全部自分でするし、食事が終わったら、台所へ食器を持って行って、左手で洗う。トイレも介助なしです。失語症があるので、思うように言えないこともありますが、音楽が好きで、よく歌を歌っています。五番ぐらいまである曲をずっと歌詞を間違えずに口ずさんでいたり、「この曲ができたのは戦後すぐなんだよ」など と、歌の背景について教えてくれることもあります。

正行さんは奥さんと二人暮らしで、奥さんはリウマチを患っています。訪問看護は十年前からです。今は、正行さんには週一回、奥さんには週二回の訪問看護が入っています。最初、正行さんの訪問看護ではリハビリをしていましたが、現在は八十代後半と年齢を重ねられたこともあり、シャワー浴の介助をしています。ただし、僕が介助するのは、正行さんが自力では難しい左手と右の背中を洗うときだけです。それ以外を洗おうとすると、「それは違う」みたいな感じで怒られるんですね。思わず「ご自身でほとんど洗えてすごいですね」と言ったところ、正行さんは首を振るんです。

「全然すごくない。これは当たり前のこと。もっと自分でやりたいし、ほかにやりたいこともある」

患者は自分自身の過去や未来と今を比べている

その言葉を聞いて、ハッとしました。自分は看護師として、日ごろから患者さんの立場に立って物事を考えているつもりだったのに。後遺症がある正行さんがほとんどのことを自分でできるようになったのは、リハビリを相当頑張ったからだし、同じような病気をした他の人と比べても、「なかなかここまでできる人はいない」という強い印象を持ちました。

でも、正行さんにとっては当たり前のことで、むしろ、もっといろいろなことをしたいと思っている。看護師と患者さんのモノサシは違うことに気づかされました。そして、自分が看護師のモノサシで接していたことを痛感しました。正行さんのモノサシ、可能性にもっと触れたいとも思いました。それで、「具体的には何がしたいのですか」と聞いたら、「近くを散歩したい」と。

その日はちょうど娘さんもいらしていたので、奥さんと娘さんに、正行さんとお話しした内容をお伝えしました。そうしたら、奥さんと娘さんもやっぱり「お父さん、すごい」と思っているんですね。「自分でなんでもやってくれて。でも、お父さんはそういうふうには思ってないみたい」。それでまた、僕は「すごいですね」と言ってしまったんですけど。正行さんがやりたいことを一緒に考えていけたらいいなと思います。

看護師のモノサシ、患者のモノサシ

——看護師として、患者の努力を讃えたいと「すごいですね」をたくさん言ってきた。僕は、それがよいことと思ってきた。でも、患者の気持ちとは異なることもある。

看護師は病気が発症した当時の状態と今を比べて、リハビリに取り組み続ける姿を「すごい」と思う。また、他の人と比較し「ここまでできる人はなかなかいない」とも感じる。だが、患者が見ているのは、元気だったころの自分や未来の自分の姿かもしれない。だから「もっとできることがあるはず」「もっとできるようになりたい」と思う。

篠田さんが「すごい」と思っているのは、後遺症があっても前向きな正行さんの生き方そのものだろう。しかし、正行さんはその言葉を少し別の意味に受け取ったかもしれない。「障害があるのに、自分でなんでもやろうとしているところがすごい」と。それは正行さんには当たり前のことなのだ。

ケアをする側になると、「自分のことを自分でするのは当たり前」という心情がわからなくなる。だから、例えば介護施設などで、至れり尽くせりの過剰サービスが生まれてしまうのだ。セルフケアと言いながら、何でもしてあげるのがいいケアだと思っている人だっている。病気もあるし、高齢でもある。何をするにも時間がかかるようになった。うまくできないこともある。だからといって、なんでも人にしてもらいたいわけじゃない。自分のことなのだから——。ケアをする側の人たちは、そんな思いに気づいているだろうか。

前向きになれない患者にはどう対応するか

患者は皆、正行さんのような前向きに頑張る人ばかりではない。看護師のモノサシで「もう少し頑張れば、もっとよくなるのに」と感じる人にはどう接したらよいのだろう。

そのヒントは、篠田さんが訪問している別の利用者の例にある。その人は心臓がかなり悪い上、さまざまな疾患を併発していた。退院して数カ月後に「自分と同じような病気で、リハビリを頑張ってステップアップした人っているの?」と、篠田さんに尋ねたそうだ。リハビリをしても、自分が思うような結果が伴っていないと感じて、前向きな気持ちになれなかったのだろう。

篠田さんは、この数カ月のリハビリで獲得できたことを一緒に振り返り、「最初はベッドから起き上がるのも大変だったのに、エレベーターまで歩けるようになった」と成果を話した。その利用者は、リハビリの努力が積み重なって少しずついろいろなことができるようになったことをわかってくれた。今では、一人でバスに乗って病院に通えるまでになっているという。

何かをきっかけに行動が変わる患者はいる。篠田さんはそのポイントとして、「何に行き詰まっているのかを見つけること」を挙げた。見通しを立てられるような情報を看護師が提供することで、患者は未来を見すえ、自分の可能性を信じて努力することができる。

篠田さんの気づき

看護は個別性が重要だと、利用者と対峙する際には常に意識して取り組んできました。正行さんにも長年かかわっていましたが、利用者の思いとは違った看護師の視点が表れた象徴的な場面でした。さまざまな方の状態を看る中で、状態の比較を無意識に行っていることを敢えて「看護師のモノサシ」と表現しました。モノサシは利用者にもあり、その摺り合わせが重要であるとあらためて感じるとともに、重要なことを気づかせてくれた場面でした。

「なーんもできんごとなる」

デイサービスに通い始めた洋三さん。くたびれた靴下では恥ずかしいからと新しいものを買いにいきたかったが、近くには店がない。デイサービスの送迎途中に店があっても、そこでは降ろしてくれない。そこで、娘の浅田さんが帰省した折、念願のショッピングセンターへ出かけた。父が吟味して選んだ靴下が母の靴下と並んで、陽の光を浴びている。

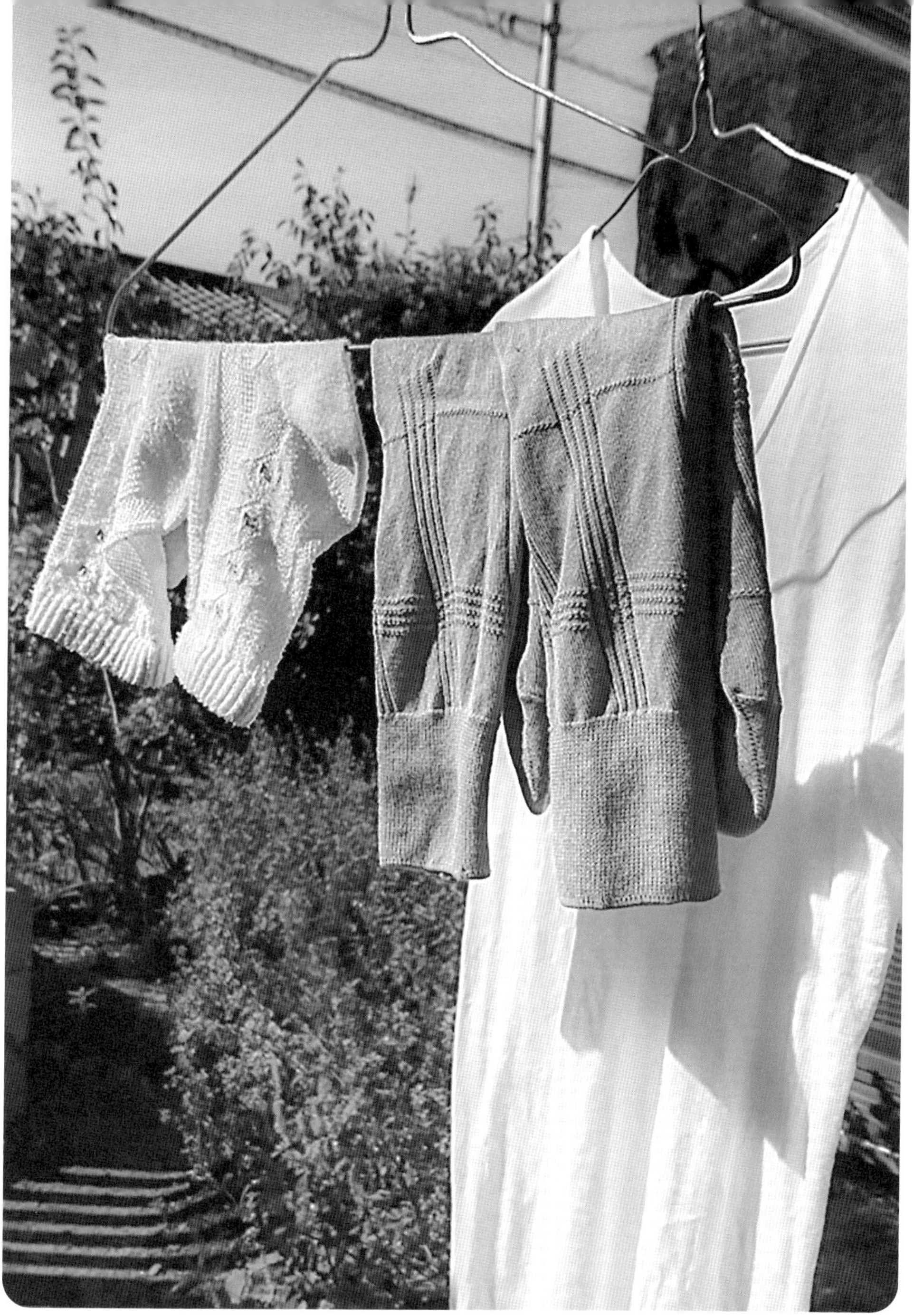

　「なーんもできんごとなる」

（撮影と語り◉浅田さん）

こげんことしとったら、日本はつぶれる

私の両親はともに九十代で二人暮らし。住んでいるのは九州の新興住宅地です。父は家の前の坂を上がれなくなってきて、それまでケアマネジャーさんに勧められても気のりがしなかったデイサービスに通うようになりました。そこは、靴を脱げば上履きを持ってきてくれる、お風呂に入ろうとすればパンツを下げて、頭から足先まで二人がかりで洗ってくれる……。「自分でできる」と言っても、何から何までスタッフがやってくれるのだそうです。父は「こげんとこ行きよったら、なーんもできんごとなる」と言って利用をやめてしまいました。スタッフが一生懸命なのはわかるし、笑顔が気持ちよいとは褒めていましたが、「こげんことしとったら、日本はつぶれる」とも。

私は東京に住んでいるのですが、三カ月に一回くらい、二人の様子を見に帰っています。父がずっと家にいたら、どんどん足の力が落ちちゃうなと心配していましたが、この前帰省したときに、リハビリ中心の別のデイサービスに通い始めたとわかりました。レンタカーで帰った私に、父はショッピングセンターに乗せて行ってほしいと頼みました。靴下を買いたいというのです。リハビリで靴を脱ぐとき、くたびれた靴下が恥ずかしいし、リハビリの先生にも申し訳ない。ほかの人はちゃんとした靴下を履いているのに、と。

家の近くに店がないため、デイサービスの送迎車が通るショッピングセンターで停めてもらえないか

と運転手さんに頼んだそうです。「ちょっとでよかですけん、すぐ帰ってきますけん」と言ったのですが、「ダメです」と断られました。それで、ずっと靴下が買えないままになっていました。

〝買い物に行く〟ということが大事

ショッピングセンターはとても広くて、駐車場から靴下売り場まではずいぶん距離がありました。父と母はずっと「こんなものも出とる」と、目を輝かせながら歩いていました。私が靴下を買って持っていくこともできたのですが、二人の姿を見て、楽しみながら自分でお金を使って買い物する、ということが大事なんだなと感じました。私が「お父さん、これリハビリになるね」と言ったら、父も「リハビリになるな」と笑っていました。

靴下売り場で、私が「これはどう？」とスポーツソックスや綿の靴下を勧めても、父は「これは厚すぎるけん、いかん」と首を振って、母と相談しています。そして、時間をかけて選んだのは、サラリーマンが革靴の中に履く薄い靴下でした。私は「えーっ、これ？」と思いましたが、「でも、父が選んだんだから」と考え直しました。父は昔、役人でした。きちんと背広を着て、まさにこんな薄手の靴下に革靴を履いて職場に通っていたのです。父にとっての「いつもの靴下」はこれだったのですね。

父はとても嬉しそうでした。私は「リハビリ、どうなっちゃうのかな」と心配していましたが、父の笑顔にリハビリへの意欲を感じました。そして、父の役に立ったことで、私も幸せな気持ちになりました。

自立とは、手を貸さないで見守ること

洋三さんが最初に行ったデイサービスのように、本人の意思にかかわらず不要なサービス・過剰なサービスを提供し続けるのは見直さなければならないだろう。確かに、看護や介護の仕事はサービス業であるが、めざすのは尊厳ある自立。ほかのサービスビジネスでの〝おもてなし〟をそのまま持ってくると、看護や介護の本質からは外れてしまう。

一方で、過剰なサービスを期待する患者や家族がいることも事実だ。もしかしたら、世間一般の過剰なサービスに慣れてしまったせいで、看護や介護の適切なサービスとの境目に鈍感になっているのかもしれない。

家族は、本人が〝何がしたいのか〟〝どんな機能を取り戻そうとしているのか〟を考えなければならない。フルフルと震える手で、自分の口にスプーンを運んで食べようとしている姿をじっと見守る。看護師や介護職が「見守る」というケアをしていることを認識する必要があるだろう。ずっと人に食べさせてもらっていたら、手は動かないままだ。自立に至るまでは、時間がかかる。本人が自分でしようとしていることに手を貸さないで、見守る。それも重要なケアだと思う。

自分のことは自分でやりたい

利用者に頼まれても、デイサービスの送迎車はショッピングセンターに停まることはできない。介護保険上では、原則として自宅に送り届けることと定められているからだ。もし別の場所で降ろして何か事故があったらどうするのか、というリスクマネジメント上の問題もある。それに、利用者の希望を聞いていたら、それぞれがいろいろなところで降りたいと言い出し、収集がつかなくなってしまう。

けれども、そうしたルールが利用者の希望に沿っているかどうかは別問題だ。洋三さんのように、生活に必要なものがあっても、なかなか買いにいけない人もいるだろうし、今日は娘の家に送ってほしいという人だっているはずだ。ルールは説明すれば理解してもらえるが、「ちょっと降ろしてくれてもいいのに」という気持ちは残るはず。

事業所側も、ルールが利用者のニーズに合っていないことはわかっているし、それでいいとも思っていない。「ここで降ろしてください」「できません」という対立の構図ではなく、「どうしてこんな決まりなんだろうね。見直してくれるよう行政に言ってみようか」と、一緒に声を上げることがあってもいい。「今は降ろしてあげられないけれど、別の方法を考えましょう」と代替案を示すことも考えられる。ケアマネジャーと相談して、買い物の付き添いなどの臨時サービスを入れてもらうとか。

高齢になっても、多くの人は自分のことは自分でしたい、自分で決めたいと思っている。サービスにしてもルールにしても、本人が本当に求めていることに合っているか、常に考え続けたい。

浅田さんの気づき

高齢者の家族になって、介護保険制度のありがたさを痛感します。しかし、制度になると、ケアは標準化され、手順となります。そして、応答しあうことをとおして自立を手助けするプロセスが抜け落ちていくのだと思いました。「待つ」というかかわりの大切さ。その人がやろうとしている思いに心寄せ、どうやるのか、どうなるのか、期待しながら、その人の未来にむけて時間をつかう。次々とナースコールが鳴る現場で、どうやって実現しましょうか。

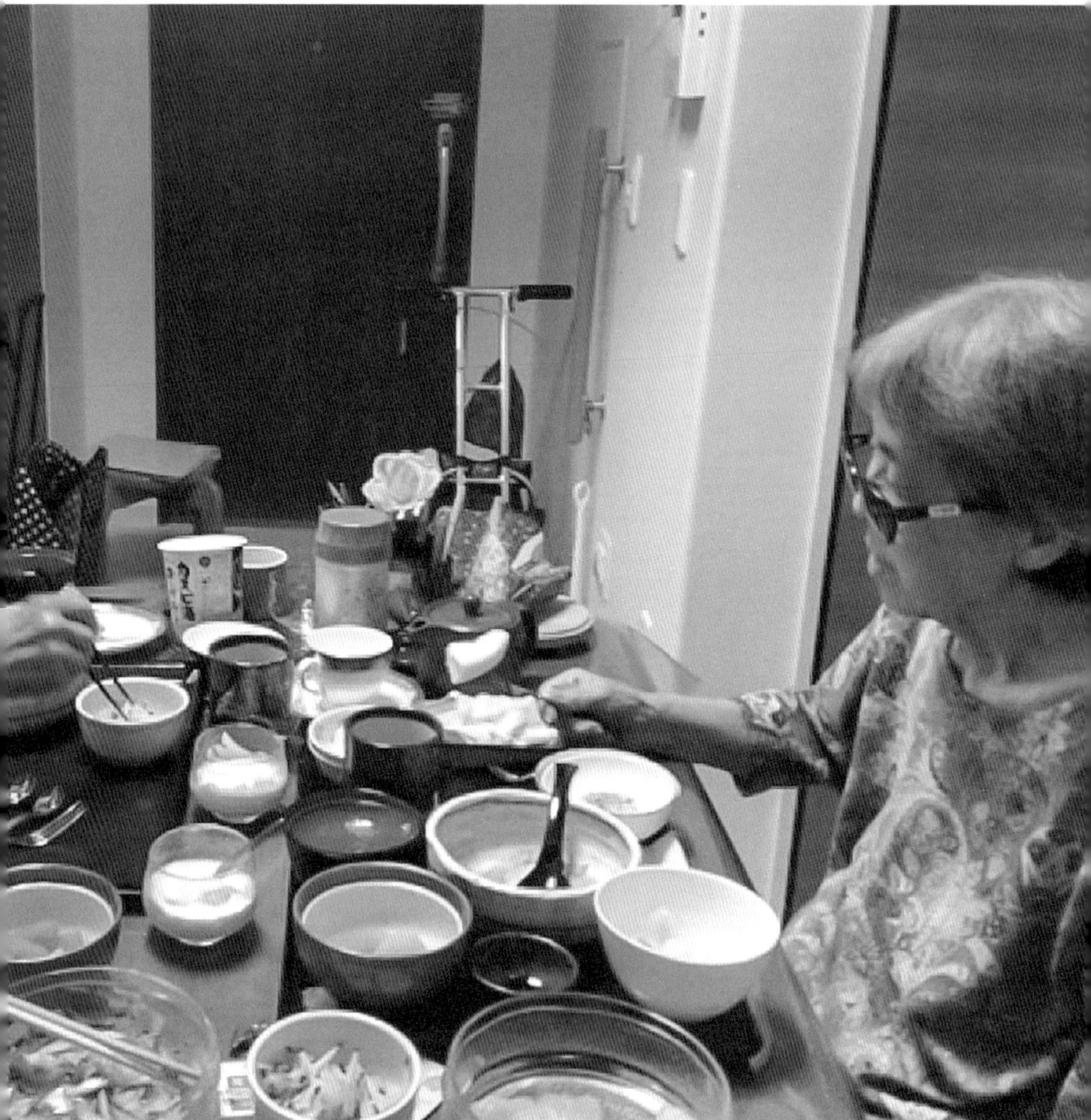

「おばあちゃん、なんでもできるの」

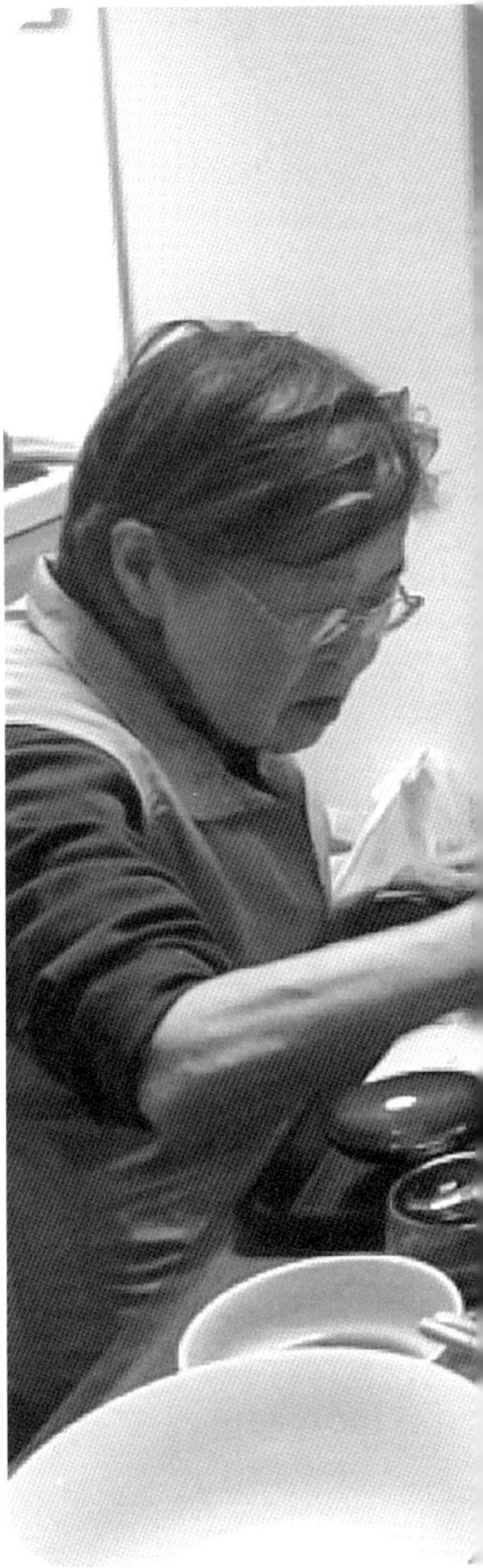

功嗣さんの祖母の寿子さんは、入院中、医師から「もう長くないだろう」と言われていた。しかし、退院後に実妹と生活し始めると、立って料理をし、オシャレをするほど元気になった。この日は、訪ねてきた功嗣さんを数々の料理でもてなしてくれた。

（撮影と語り◉功嗣さん）

こんなに元気になるなんて、想像もできなかった

これは、生前の祖母を訪ねたときの写真です。右側に座っているのが祖母で、僕は手前で撮影しています。祖母は祖父を亡くして一人暮らしになってから認知症がひどくなり、加えて尿路感染症を起こして入院。さらに悪化して尿毒症になり、医師からは「もう長くないだろう」と告げられました。病院のベッドに寝たきりで、立つのもやっと。要介護4と認定されました。

家族で「おばあちゃんがずっと、おばあちゃんらしくいられるにはどうしたらいいんだろう」と考えました。祖母の妹の嘉子さんが「私が一緒に住むよ」と言ってくれたので、退院後は、サービス付高齢者住宅*に、姉妹二人で住むことになりました。

祖母は「嘉ちゃん、嘉ちゃん」と言って、自分に近しい人が一緒にいてくれるだけで安心したようでした。デイサービスに通い始めた祖母の顔を見に行くと、驚きの光景が！「歩行補助器なしで歩いてる！」「包丁を使ってる！」「サングラスをかけておしゃれしてる！」。スタッフから「おばあちゃん、なんでもできるの！」と聞いたときは嬉しかった。最悪のことさえ覚悟していた時期もあったのです。祖母がこんなに元気になるなんて、家族の誰もが想像していませんでした。

遊びに行くといつも「功ちゃんが来たから」と、二人で奮発していろいろ料理を出してくれました。買ったものも、二人でつくったものもあります。ある日、長居をして帰ろうとすると「功ちゃん、傘、持って

*介護職による見守りサービスなどが利用できる高齢者向け住宅。

る?」と聞かれました。突然どうしたのだろうと首をかしげたのですが、いつの間にか雨が降り出していたのです。祖母が、僕が気づかなかったことまでも気にかけてくれたのを今でも覚えています。

医療は重要だけれど、任せきりではいけない

その後、祖母はグループホーム*に移り、そこで亡くなりました。実は嘉子さんが病気になってしまい、娘さんのところに引き取られたからです。嘉子さんは、祖母より二カ月早く亡くなりました。

グループホームに入居する際に、家族として「医療処置はしてほしくない」「最期までここで過ごしてほしい」という思いを伝えました。グループホームではその気持ちを汲んで、看取りまでしてくれました。

実は、僕たち家族は以前につらい経験をしています。祖父が寝たきりになったとき、医師は僕たち家族に対して「もう口からは食べられないと思いますよ」と言いました。すると、それを耳にしたらしい祖父はその日から何も食べなくなり、亡くなりました。父いわく、「頑固な祖父は、医師の言葉を聞いて、自分の意思で食べることをやめてしまったんじゃないか」。だからこそ「医療に頼ることはとても重要だけれど、任せきりではいけない。自分たちが何も知らないまま、どこかに預けることの不安をしっかり持とう」。これが父の考え方でした。

祖母は卵巣がんになっていました。プックリと膨らんだお腹を不思議がってはいましたが、幸い痛みがなく、亡くなる直前まで、遊びに来たひ孫と過ごすことができました。その楽しそうな様子は思い出深いです。入院中にガリガリになってチューブにつながれていた姿と比べると、祖母にとってよい時間を過ごせたのではないかと思います。

＊認知症対応型共同生活介護のこと。

誰かのために何かをする

病院では、患者が認知症になると〝してあげる〟ことが多くなる。本人に意思があっても、あたかも意思がないかのような扱いをされることもある。しかし、高齢であったり、認知症であったり、さまざまな病気があったとしても、誰かのために何かをし始めると、驚くほどの回復を見せることはよくある。目標を持つことは生きる活力となるのだ。

功嗣さんの祖母の寿子さんは、病院では寝たきりだったのに、妹と暮らし始めると、驚異的な回復を見せる。高齢になると、よくなるといってもわずかではないか……と思いがちだが、彼女の姿はそれを否定する。どれくらい、どうやって生きるかは本人が決めることなのだ。

姉妹でともに暮らすことは昔に戻ったようで、寿子さんに安心感をもたらしたのだろう。食べたいものをつくって食べ、訪ねて来た孫やひ孫をもてなす。それは、寿子さんにとっても、妹の嘉子さんにとっても、幸せな時間だったに違いない。家族のきずなは、想像を超えたパワーを生み出すことがあるのだ。

当事者と医療者が大事だと思うことには〝ズレ〟があることも

衰弱して要介護4になって、認知症もあって、余命いくばくもないと伝えられた家族の不安はどれほどのものか。医療職ではない家族は、医療や看護の見取り図を持っていない。これから先、本人がどのような時間を過ごせるのか、そして最期はどうなるのか。いろいろな情報がほしいけれど、誰に聞けばその情報をもらえるのか、自分たちの思いを誰が汲んでくれるのか、そうしたことはまったくわからないのだ。

医療者が大事だと考えることと、本人や家族が大事だと考えていることにはズレが生じやすい。だから医療者は、本人や家族がどうしたいかを聞く姿勢を忘れてはいけない。そのギャップを埋めるには、直接聞くしか方法がないのだから。そして、勝手にこうだと決めつけてもいけない。もし、寿子さんを高齢の妹が看るのは難しいと考えてしまったら、二人の幸せな時間は存在しなかった。

功嗣さんの家族は、寿子さんがどのように過ごしたいと思っているか、そしてそれをかなえるためにはどうしたらよいのかを一生懸命に考えた。医療職に任せるべき部分を判断し、家族としての意思をしっかり伝えた。見取り図を持たないまま、「本人のしたいこと」の実現方法を探し続けるのは勇気がいることでもあり、簡単ではなかっただろう。だが、寿子さんの気持ちに寄り添い続けた記憶が、亡くなった後も寿子さんを温かい気持ちで思い出すことにつながっている。人が老いていくこと、亡くなるとはどういうことなのかを寿子さんは家族に教えてくれた。

功嗣さんの気づき

研究会での対話をとおして確信できたのは、本人や家族の〝こうしたい〟という気持ちははっきり示したほうがよい、ということでした。お世話になる側にしてみると半ば言いなりになってしまいがちです。それではお互いのためにならないことがよくわかりました。一般人は素直に要望を伝えること、専門職はその要望にどのように応えることができるかを明瞭に伝えること、当たり前のように感じるこの関係こそが重要だと思いました。

「お金を入れてください　ピョロロローン」

受診の最後に待ち受ける自動精算機。レシートをかざすところまでは順調だったが、財布の準備に手間取ってしまった木嶋さんの高齢の母。使用者を個別に認識しない機械は、容赦なくお金の投入口を閉じると警報を鳴らし始めた。

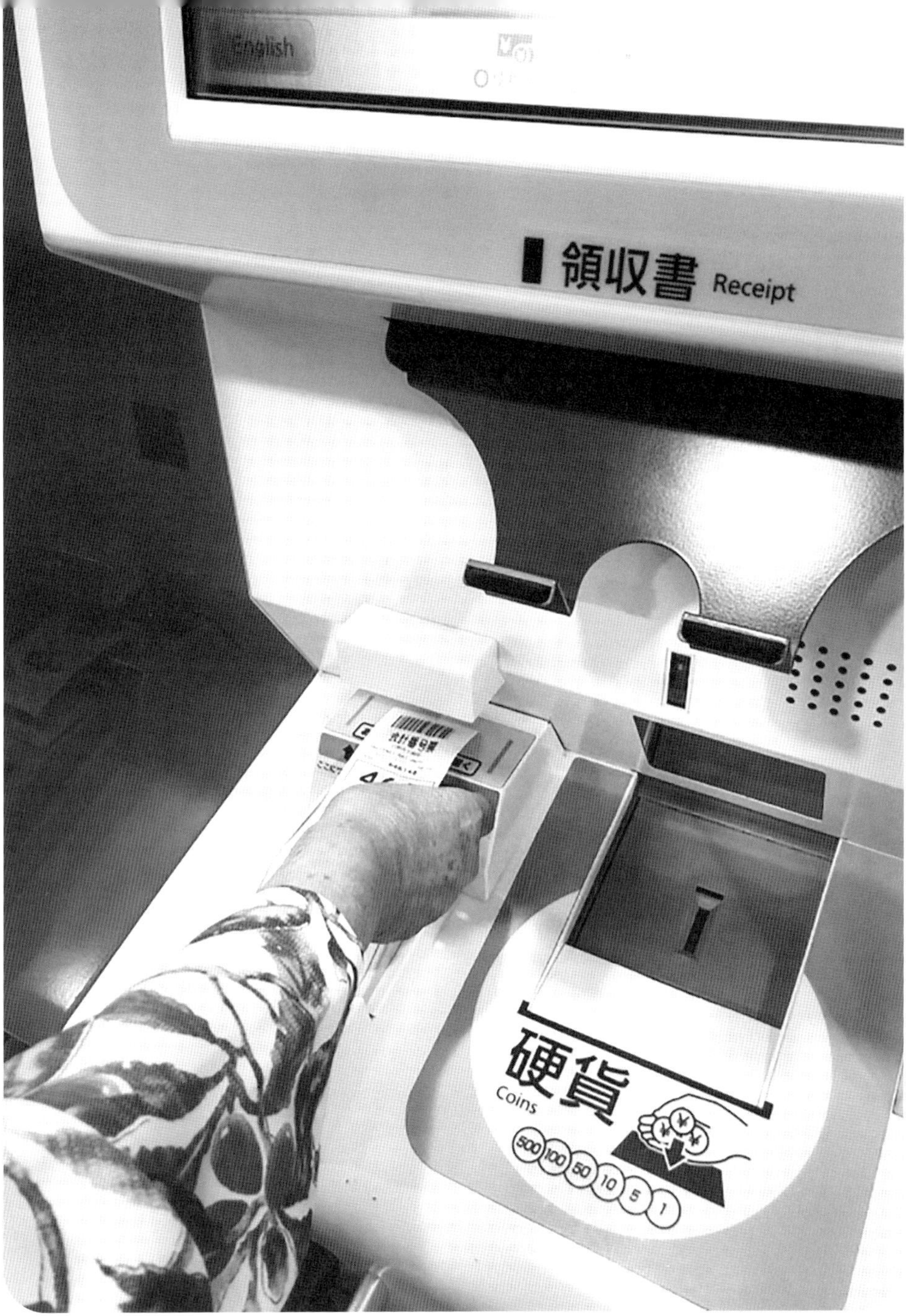

111　「お金を入れてください　ピョロロローン」

撮影と語り◉木嶋さん

せっかちな機械の中の人

私は病院の医事課に所属している看護師です。総合案内を担当しているので、窓口の前にある自動精算機をうまく使えない人のお手伝いをすることもあります。

実は、私が勤める病院に母が定期通院しています。高齢な母ですが、「自動精算機は使えるのよ」と得意気でした。ところがこの日は、レシートのバーコードを機械にかざすところまではいつもどおりできたのですが、金額が表示されたあとに、ゴソゴソと財布を取り出そうとして、忘れたことに気がついてびっくり仰天。こちらを向き救いを求める目に気づいた私が駆けつけ、事なきを得ました。

特に高齢者では、自動精算機をスムーズに使える人は少ないです。手順がわからないとか、財布からお金を取り出せないとか……。

それだけに、一人で全部できるとうれしいらしく、先日、ほほ笑ましいことがありました。やはり定期通院している人が初めて職員に頼らず支払いを済ませ、「ありがとう」と頭を下げてから帰られました。精算機の「ありがとうございました」という最後の自動音声に対して、お礼の気持ちを伝えたようでした。

けれども、そうはいかない人がほとんどです。機械の中の人はせっかちだし、何度も同じ言葉をまくしたてるので怖いみたい。最初に「バーコードをかざしてください。バーコードをかざしてください……」「しばらくお待ちください」、それから「お金を入れてください。お金を入れてください。お金を入れてください……」。

作業に手間取っていると、投入口の扉がパコーンと閉まって「ピョロロローン、ピョロロローン、ピョロロローン……」と鳴り出すんです。すると、患者さんは「自分が機械を壊したんじゃないか」と、もう真っ青になってしまう。ただお金を入れる動作が遅かっただけなんですけれど、機械の中の人は忍耐力がないので、一定の時間が経過すると、扉を閉じてしまうんです。だから私は、「ピョロロローン」と音が聞こえたら、ほかのことは後回しに、できるだけ急いでその人のところに行って、「大丈夫ですよ。今、係の者が来て直しますので」と説明するといった次第です。

高齢になると、財布の中から選んだ硬貨を指先でつまんで取り出すという動作は、とても時間がかかるようになります。だから、扉が閉まるまでの秒数をもう少し長くしてもらえないかと、メーカーの人に頼んでみたのですが、最初に入力したプログラミングはなかなか変えられないのだそうです。ただ、機械は五年単位ぐらいで新しくするので、そのときにはぜひご意見をお願いしますと言われました。

患者さんから自動精算機への苦情はあります。もちろん、自動精算機についてだけではないのですけれど。私はとにかくお話をうかがうだけうかがって、病院で起こった嫌なことはそこですべてなくして帰っていただくようにしています。

最後の難関

患者や付き添いの家族にとって、大病院の受診は一日がかりだ。駐車場はいつも満車。病院行きのバスもいつも混雑。決められた時間に間に合うように、十分に余裕をみて家を出なければいけない。病院に着いたら、渡された院内マップを見ながらうろうろと診療科を探す。指定された番号の場所で待つ。予約時間をとっくに過ぎて、待ちくたびれたころに名前が呼ばれる。やっと診察が終わる。そして、最後にたどり着くのは自動精算機の前だ。

医師に言われた厳しい言葉がまだ頭の中に残っている。これから院外薬局にも行かなければならない。後ろで待っている人もいる。早く会計を済まさなければいけないが、自分の前にあるのが初めて使う機械だとしたら……。

自動精算機の仕組み自体はそれほど難しいものではないが、この機械を前に緊張してしまうのは高齢者に限らないだろう。自動精算機は病院受診の最後の難関だ。しかし、患者や付き添いの家族がどのような思いをしてここまでたどり着いたか、この機械を前に何を思うのか、それを理解している医療者は少ないのではないだろうか。

AIの搭載で機械の中の〝案内人〟はどう変わる?

大病院が自動精算機を導入したのは会計時の混雑緩和のためだろう。しかし、大病院の受診者の多くは高齢者であり、高齢者のほとんどが自動精算機を一人では使えず、頻繁に停止させてしまうとしたら、本当に効率がよくなるといえるのだろうか。たびたび自動精算機が停止してしまうのなら、医事課の中に自動精算機を置いて、会計時の細かい作業は職員がしてもよいのではないかとも思う。少なくとも、高齢者に対しては。

木嶋さんの病院では自動精算機が停止することはあまりない。それは、困っていそうに見える人には、あらかじめ木嶋さんが手伝いを申し出ているからだ。木嶋さんには困っていそうな人がわかるし、声をかけたときの受け答えで相手の認知力も予想がつく。

しかし、機械にはそれができない。だから、誰に対しても同じ言葉をまくしたてて、一定の時間内にお金が投入されなければすぐに警告音を発してしまう。相手が手順を理解できていなかろうが、お金を取り出しづらくなっていようが、おかまいなしだ。

ただし、将来、ＡＩ技術（人工知能）が自動精算機に搭載されれば、状況は違ってくるかもしれない。相手を識別した上で、わかりやすい言葉で手順を説明してくれ、お金が入れられるまできっと気長に待ってくれるようになるだろう。もしかしたら「大丈夫ですよ。心配しないで」と、やさしい言葉をかけてくれることもあるかもしれない。だが、今はまだ先の話だ。それまでは、柔軟な判断ができて患者や家族を癒してくれる、温かい人の対応があるといい。

木嶋さんの気づき

傘寿となった母の様子を伝えたことで、表面に出てこない自動精算機への患者側からの不安感や恐怖心などを皆さんに知っていただく機会を得ました。会計を自動精算機で済ませた人生の先輩と「また一緒に操作してみましょうね」「また教えてね、覚えきれないわ」と笑顔で交わす会話は、心地よい日常風景となっています。このように相手を慮る心を大切にして、看護師を続けていきたいと思っています。

「もっと豊かな在宅になる」

晶子さんは在宅療養しているが、家族の負担を考えると不安になることもある。レスパイト入院のことは知っていたが、病院に行ったら自宅に帰れなくなるのではないかと怖かった。でも、自分の体験が誰かの役に立つならと、レスパイト入院を体験してみることにした。その感想は「来てよかった！」。

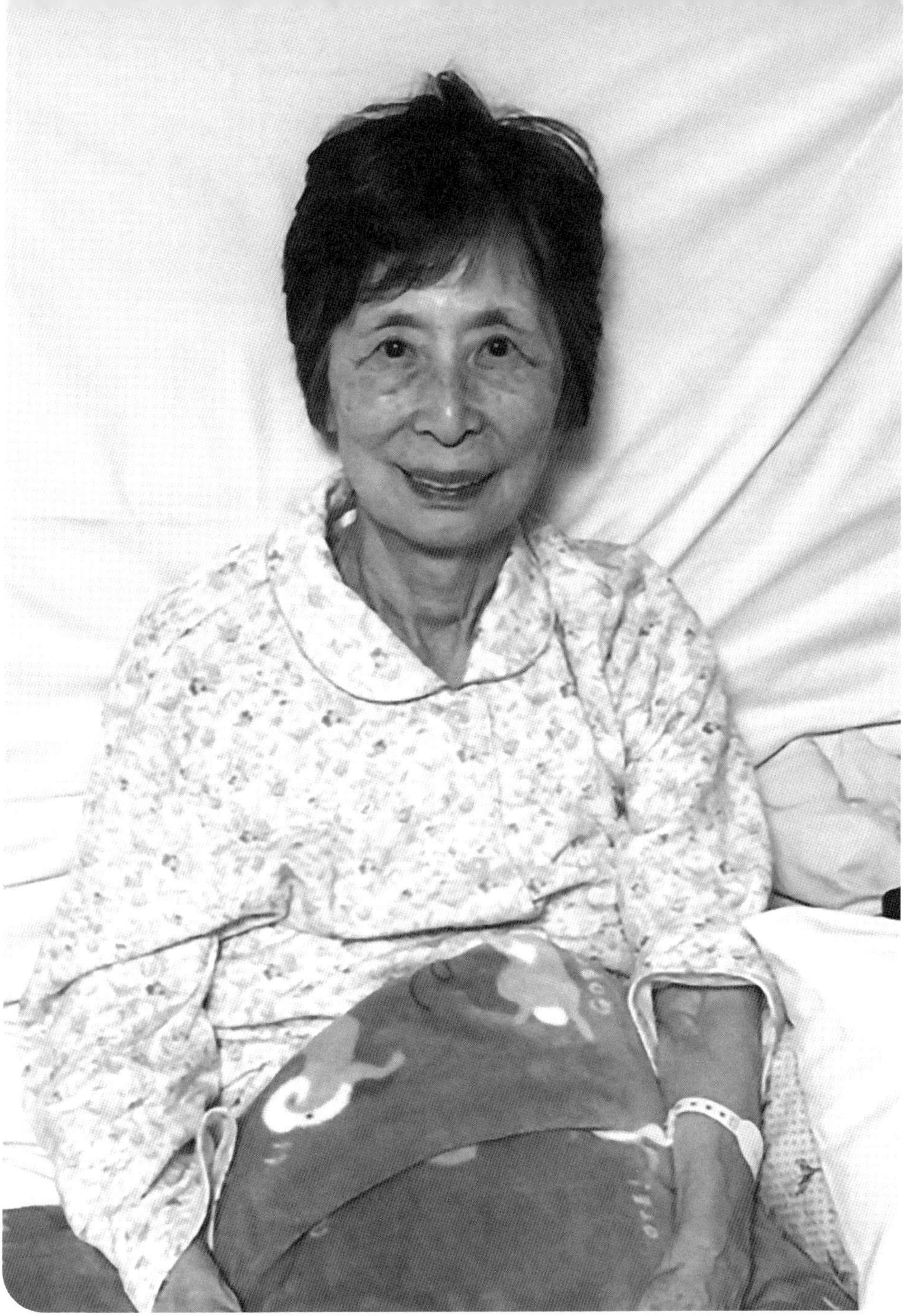

 「もっと豊かな在宅になる」

撮影と語り◉大西さん

原動力は「誰かの役に立ちたい」という気持ち

私は訪問看護師です。写真は、晶子さんがレスパイト入院*を体験したときに撮影したものです。晶子さんは筋萎縮性側索硬化症（ＡＬＳ）の診断を受けています。病状が進行し、今は足を動かすことができません。車いすへの移乗には介助が必要です。自宅で療養をされていますが、家の中は段差が多いため自分の部屋を出るときにも誰かの手助けが要ります。「でも家がいい」と、ずっと家で過ごしてきました。けれど、夫も歳を取ってきた。娘も息子も働きながら自分をみてくれている。それなのに、だんだん動かなくなってくるこのからだで家にいていいのか……と、とても悩んで、ボロボロ泣いたり、不安で眠れないこともあるそうです。

だから、いつも前向きというわけではないけれど、晶子さんが前を向く原動力となっているのは「人の役に立ちたい！」という気持ちです。「私の経験が、誰かの役に立つんじゃないか」と、一生懸命考えるのが晶子さんのいいところです。それで、今回、レスパイト入院を〝体験〟することにしたそうです。レスパイト入院のことは前から知っていましたが、病院に行ったら、家に帰って来られなくなるかもしれないと思うと、怖くて申し込むことができませんでした。「でも、私がまず体験して、それを仲間に伝えるためなら行ってもいいかもしれない」と、自分を納得させて決めたのです。それでも、レスパイト入院前日まで不安で眠れず、ご主人に「ダメなら一泊で帰って来い」と送り出されました。

＊介護者の休息や冠婚葬祭、旅行などの事情により、一時的に入院すること。介護者の負担軽減が主な目的。

ただ今、レスパレイト入院体験中

レスパイト入院中の晶子さんを訪ねたところ、私の顔を見るなり開口一番「来てよかった! 本当にすごくいいの」。どこがよかったのか聞いてみたら、在宅では自由なようでも、家族やサービス提供者の都合に合わせていた。例えば、訪問看護師が九時に来るとしたら、そのスケジュールに縛られる。でも、病院ではナースコールを押したら、時間にかかわりなく看護師さんが来てくれる。行きたいときにトイレに行ける。こんないいことはない。それに、広い廊下が続いていて、どこまでも好きなところへ行けた。電動車いすだから、乗せてもらった後は一人で一階の喫茶店に行ってコーヒーを飲んだ。何カ月ぶりだろうと、明るい声で報告してくれました。看護師さんがたびたび見に来てくれたり、「初めてのレスパイトだけど、どう?」などと声をかけてくれたりして、気にかけてくれているのがわかったのも安心材料だったそうです。

そして、「すごくいい体験をした。病院や施設も使いながら過ごせたら、もっとホッとできて、もっと豊かな在宅になる」と実感したそうです。私以外の医療や介護にかかわる人にも自分の体験を伝えてほしいとも言われました。それで、今、お話ししています。晶子さんが私の背中を押してくれたんです。自分を前に向かせるのが上手な晶子さん。その晶子さんに背中を押されて、周りの人がいつの間にか何かを始めているということがきっとあるんだろうなと思っています。

レスパイト入院を〝体験〟と捉える

自宅が一番だと信じ続けてきた晶子さんにとって、レスパイト入院は怖いし、不安だった。けれど、自分の体験が誰かの役に立つのならばと前向きに考えた晶子さんは、レスパイト入院を、〝体験〟してみることにした。晶子さんにとってレスパイト入院とは、病状が進む中で今後の人生を前向きに生きていくために必要な体験であったのだろう。

レスパイト入院中の晶子さんの言葉は、医療者の〝当たり前〟に一石を投じる。通常、レスパイト入院は介護をしている家族の負担軽減のためのものと考えられている。だが同時に、晶子さん自身も、自宅にはない自由を味わった。

自宅で療養しているのなら、好きなことができて自由だろうと考えられがちだ。しかし実は、立場は受け身で、家族や訪問サービスの提供者に気を遣いながら、その都合に合わせているのかもしれない。家に人が来るとなれば、化粧をしたり、腕時計をつけたり、身支度をするもの。ある訪問看護師は「三十分早いけど、今から行ってもいいですか」なんて、申し訳ないことしてしまっていたかも……と振り返る。

医療者と患者、家族で〝豊かな在宅〟という考えを共有できたら

最も印象的なのは「病院や施設も使いながら過ごせたら、もっと豊かな在宅になる」という言葉だ。晶子さんの療養生活にとって、「自宅」か「病院」かのくくりは重要ではない。どちらがよくて、どちらが悪いという話でもない。晶子さんにはどちらも大切な場所なのだ。

在宅療養のよさはよく語られるが、実は医療者ではない一般人にとって〝自宅〟はハードルが高い。病院は医療者の庇護のもとにある。何かあればすぐにみてもらえるという安心感は、患者にも

家族にもあるだろう。だから家に帰れるとなっても、患者や家族はさまざまな不安が渦巻く中で混乱していることがある。医療や介護の専門知識のない人にとっては、先行きの見えない療養生活を考えると、どうしても「何かあったとき」のマイナス面を連想してしまう。だからこそ、医療者は、患者や家族の不安を受け止めることが大事だ。そして信頼関係を築きながら、徐々に、患者や家族のやってみたいことを後押しする流れをつくっていけるといい。

当事者である晶子さんから発信された〝豊かな在宅〟というポジティブな言葉は、一般の人が考える〝不安だらけの在宅〟への垣根を低くしてくれる気がする。医療者も、患者や家族も〝豊かな在宅〟という考え方を共有できるとよいと思う。晶子さんの体験や言葉は大きな意味を持っている。晶子さんが「誰かの役に立ちたい」と願ったとおり、病と向き合いながらも夢を持って前向きに進もうとする姿は、確実にさまざまな人の背中を押してくれている。

大西さんの気づき

〝やってみないとわからない、でも、それには勇気がいる〟ということは、往々にしてあると思います。今回、晶子さんがレスパイト入院に踏み切ったのには、「人の役に立ちたい」という希望に裏づけされた、ご本人の納得と覚悟の過程があったのだと気づきました。看護師が「豊かな在宅」の一員となるためには、このような過程をご本人と一緒に体験し、人やモノを上手につないでいく力が必要なのではないかと感じました。

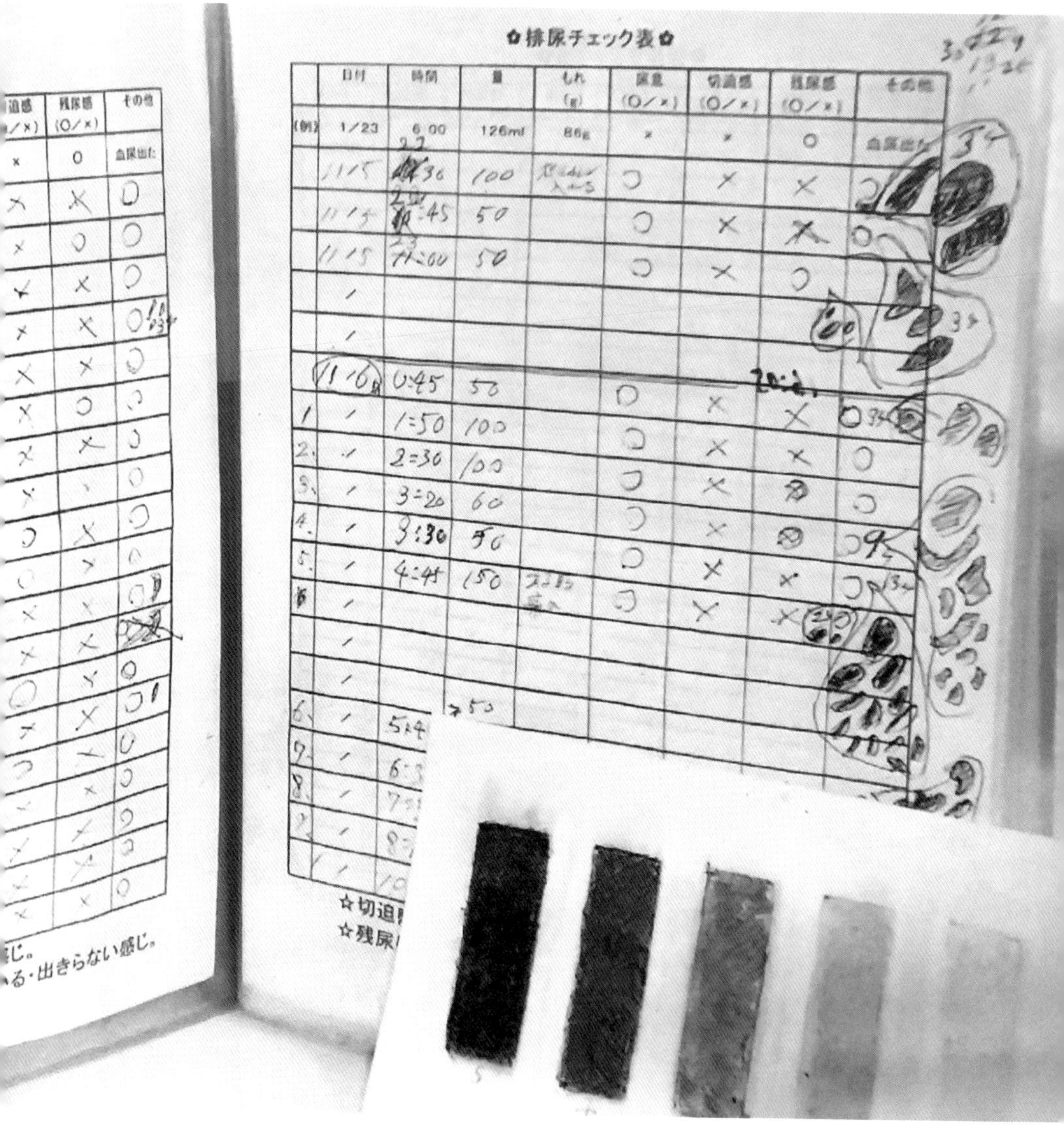
✿排尿チェック表✿
日付
時間
量
もれ (g)
尿意 (○／×)
切迫感 (○／×)
残尿感 (○／×)
その他
(例) 1/23 6:00 126ml 86g × × ○ 血尿出た
る・出きらない感じ。

「自分のからだの大切な記録だから」

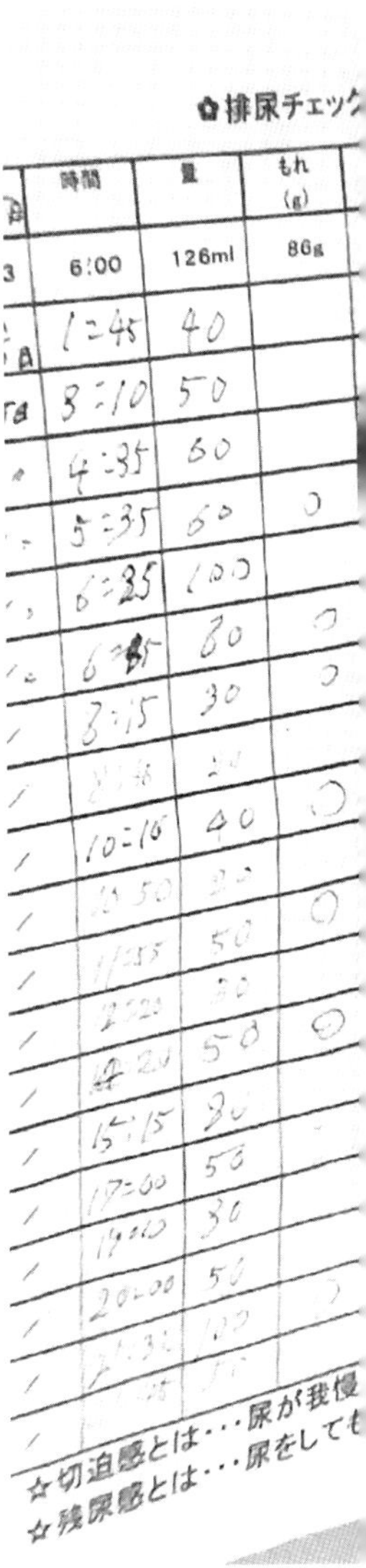

膀胱がんの手術を受けた相沢さんの排尿チェック表。相沢さんの職業は服飾系のデザイナー。血尿のスケールを見せられると、すぐに色鉛筆を使って自分用の血尿スケールをつくった。排尿チェック表には、尿に混じる血塊のスケッチが添えられた。

撮影と語り◉宮城さん

記録はただの数字じゃない

写真は、私が新人のころに受け持った相沢さんの排尿記録です。相沢さんは膀胱がんで、経尿道的膀胱腫瘍切除術（ＴＵＲ-Ｂｔ）を受けました。手術のあと、自然排尿になったタイミングで、排尿の様子を自分で記録していただくことになりました。そこで、記録用紙をお渡しし、尿比色スケールの写真を見せて「尿の色が何番以上になったら、教えてくださいね」と説明しました。スケールの見本は一つしかなくてお渡しできなかったんです。そうしたら、相沢さんは「ちょっと待って」と、紙と色鉛筆を取り出し、サラサラっとご自分用の「マイ血尿スケール」をつくりました。

相沢さんは洋服のデザイナーです。排尿の記録用紙には、尿に混じった血塊のスケッチも添えてありました。お仕事がらか、本当にそっくりに描かれていたので、それを見ながら「血塊が出たときどうでしたか？」「このくらいの大きさだったら大丈夫です」などとお話ししていました。また、「こんなにしっかり描いてくださってありがとうございます。これを先輩に見せればそのままわかるので、私の言葉より忠実ですね」。そんなこともお伝えしました。

こんなふうに絵を描いた患者さんは初めてでした。それまでは、患者さんの記録用紙を見ても淡々と数値を電子カルテに入力していただけだったな、と思いました。でも、相沢さんの記録をよく見ると、夜中に一時間もしないうちにお手洗いに行っていることが何度もあり、よく眠れていないのだとわかりました。夜に記入された文字はねむたそうに乱れているけれど、朝になるとしっかりした文字になっていました。記録はただの数字じゃないんだ。カルテを見るだけではわからなかった患者さんの大変さを感じた瞬間でした。そして、相沢さんが「自分のからだの大切な記録だから」と毎回きちんと記録する姿に、「お仕事もこうして頑張ってきたのだろうな」と思いました。

記録に添えた絵は病気と向き合う気持ちの表れ

夜勤中に、お手洗いに行く音がしたので、見守りに行ってみたことがあります。お手洗いから出てきた相沢さんは、床頭台の小さな光に照らされながら、貧血気味の青白い顔で血塊の絵を描いていました。こんな顔して描いていたんだ、こんなふうに闘病されていたんだ、とこのとき初めて知りました。

日中、チームでラウンドしたとき、先輩たちと相沢さんがつくったスケールや血塊の絵について「すごいですね」「これはもう作品ですよね」と話しました。それを聞いた相沢さんは「そう?」と、ちょっと得意そうに笑ったりしていたんですね。でも、あんなふうに、とてもしんどそうな顔で描いていたんです。

男性にとって自分のからだからこれだけの血が出続けるというのは怖いだろうな、とも思いました。相沢さんは結構、心配性な方でした。自分の症状を絵に描いて作品にすることで客観的に見ることができるようにし、不安な気持ちを落ち着かせるなど、気持ちのコントロールをしていたことも学びました。

普段は患者さんが退院すると、手書きの排尿記録などは廃棄してしまいます。でも、相沢さんの退院時には、すべての記録を資料と一緒にファイルに入れてお渡ししました。

新人ならではの感性

相沢さんのつくった「マイ血尿スケール」は作品のように素晴らしく、血塊のスケッチは正確に描かれている。その手書きの記録は、宮城さんにさまざまなことを考えさせるきっかけになった。それまで宮城さんは、記録用紙から排尿時間と尿量、そして何かあればコメントを電子カルテに入力するだけで、ただの数値として淡々と処理していたに過ぎなかった。しかし、相沢さんの記録を見て「この人はどうして、こんなふうに絵を描くのだろう」と考えた。

看護師が見ている病状も、患者の目線で捉えると違ったものが見えてくる。宮城さんは、相沢さんの記録に書かれた排尿回数や字の乱れから、あまり眠れていないことがわかり、毎回きちんと記録する姿から「お仕事も頑張ってこられたんだろうな」など、これまでの生活に思いを馳せている。

これは新人ならではの感性だと思う。ベテランの看護師になるほど、「詳しい記録で助かるわ」と思うだけで、感動することもなく、そこから患者の気持ちを推し量ることをしなくなる。私たちは、新人のころの感性を今でも持ち続けているだろうか。

記録はコミュニケーションツール

相沢さんの自作の記録は、病気に向き合う覚悟の表れ。病院にはさまざまな記録ツールがある。看護師にはその記録ツールを「患者が病気に向き合う」ものとして考えてみてほしい。

また、記録からは数値だけでなく、患者の気持ちも読み取れる。その背景にある思いや病気に対する考え方などだ。つまり、記録はコミュニケーションのためのツールでもあるのだ。さまざまなスケールも同様に、コミュニケーションの糸口になる。

毎日山のようにある記録のチェック項目を網羅するだけで手一杯になっていないか、逆に慣れてしまって、手際よく、そそくさと済ませていないだろうか。患者に「とても看護師さんには話しかけられない」と感じさせたなら、それはコミュニケーションを断絶してしまいかねない。

記録やスケールをきっかけとしてコミュニケーションに発展させていくためには、看護師に豊かな感性や知性が求められる。

宮城さんの気づき

「記録は患者さんとのコミュニケーションツール」という言葉にハッとしました。誰のための、何のための記録なのか、たくさんの記録物が待つ臨床では見失うこともあるかもしれませんが、心に留めておきたいです。入院中に垣間見える患者さんの生活者としての一面をきっかけに、その人が人生で培ってきた力や価値観を知ることが、その人らしい療養生活を一緒につくるための大事な一歩なのだと再認識しました。

「ちょっとお節介と思いつつ」

91歳の清さんは重度認知症の妹と２人暮らし。介護を担う“頼れるお兄ちゃん”だ。だから、ひどい水疱で入院をすすめられても、断固拒否。調整役の看護師は、妹のケアマネジャーに清さんの服薬支援を依頼する。しっかり薬が飲めた清さんは通院治療で回復した。今日は病院から隣町まで歩くと言う。その歩みは大きく、確かだ。

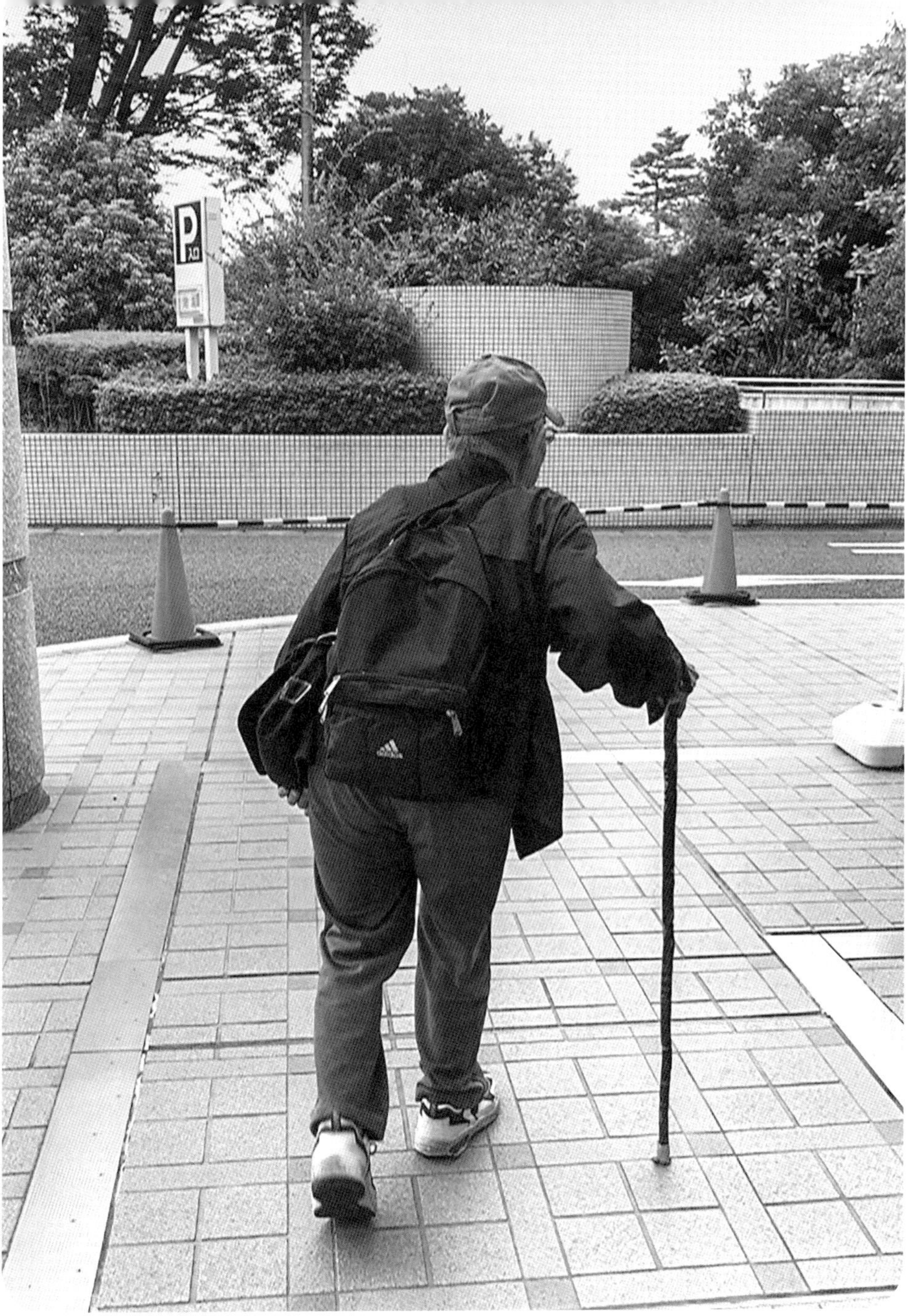

129　「ちょっとお節介と思いつつ」

（撮影と語り◉内海さん）

妹の介護があるから入院できない

私は医事課に所属している看護師です。

夏のある日、皮膚科の外来から応援要請がありました。そこにいたのが清さんです。清さんは手足と体幹にひどい水疱があり、類天疱瘡と診断されました。高齢者の場合、症状の良好なコントロールが難しいため、医師は即刻入院をすすめました。でも、清さんは「妹の介護があるから入院できない」と表情は硬いまま。

清さんは八十八歳の妹さんと二人暮らし。妹さんは重度認知症で要介護4。在宅で療養をしています。清さん自身は介護認定はありません。「妹さんのケアマネジャーさんを教えて」と尋ねると、名刺を出してくれたので、すぐに連絡しました。実は、清さんに受診をすすめたのはそのケアマネさんでした。清さんはひどい水疱ができているのに、なかなか病院に行こうとしなかったのです。それで、ケアマネさんが機転を利かせて「お兄ちゃん、大事な妹さんにうつったらどうするの？」と言ったら、清さんはその翌日に病院にやって来たのでした。

だから話は早かったのです。妹さんの緊急ショートステイ先などを、すぐに手配してくれることになりました。でも、いろいろ説得しても、清さんは怖い顔をして「絶対に家に帰る。妹の薬の飲ませ方にもコツがあってね」と譲りません。だんだん押し問答のようになりました。それで、すぐに治療を始めたかった医師が覚悟を決めて、「まずは通院治療で」と言ったのです。その途端、清さんは「薬は忘れずに飲むよ。軟膏も塗るよ」と、晴れやかな笑顔になりました。

清さんの思いを尊重しつつ、ちょっとお節介

私は清さんの思いも尊重しつつ、ケアマネさんに相談して、すでに介護サービスが入っている妹さんのヘルパーや訪問リハビリの方の力を借りることにしました。もし訪問時に清さんが薬を飲み忘れているようだったら声をかけるという、薬の飲み忘れ防止策をお願いしたのです。

清さんは毎週きちんと病院に通ってきました。診察室に入ると、「どうだ、先生。見てくれ」といわんばかりの勢いで服を脱ぎます。水疱は手の届かない背中にもあったのに、薬をきちんと飲めたおかげか徐々によくなってきました。清さんはいつも私にも、自己管理ができていることを満面の笑みで報告してくれます。

清さんは何事にも前向きです。骨粗しょう症の薬も飲んでいますが、「転ばないように運動するんだ」が口癖。この日も隣町まで歩くと言います。自分でほころびを縫ったリュックを肩にかけ、足にはクタクタになったスニーカー。しっかりとした足取りで病院を出て行きました。

グレーゾーンを承知で頼む視点に看護がある

本来、介護保険サービスの対象は本人のみ。だから、妹さんに入っているサービス提供者に清さんの服薬支援をお願いするのは、グレーゾーンだ。もちろん、内海さんもグレーであることは承知している。けれども、ケアマネジャーも介護職も、清さんが主体となって妹を介護していることはわかっている。ちょっとお節介と思いつつも、「その家の事情をわかっている人に、さりげなくサポートしていただくのはありかな」と看護師の内海さんは考えた。

介護職やケアマネジャーが声をかけるのは、清さんが薬を飲み忘れているときだけだ。だから、清さんは自分の力で改善したと思っている。こっそり行われているサポートは、清さんの自己肯定感を高めることにも一役買っている。

ケア提供者は、利用者のことだけでなく家族のことも気にかけている。だが、何かしてあげたくても、グレーゾーンゆえに、なかなか自分の判断だけではできず、もどかしい思いをしている人も多い。

当事者の「自分でできる」を大切にしながら、九十一歳と八十八歳の生活を病院の看護師と地域のケア提供者が連携して支える。そのために「ちょっとしたお節介」を頼むという視点は、看護ならではかもしれない。

患者のストーリーを読み取る

内海さんは、清さんの妹さんのケアマネジャーとは面識がなかった。それでも、「清さんの服薬支援をお願いしよう」と考えたのは、普段から地域との密なつながりがあるからだ。

総合受付で、地域でのサポートが必要と思われる患者を見つければ、すぐ関係各所につなぐ。毎日何度も地域包括支援センターに電話をかけるので、今はもうすっかり、市内の担当者とは顔なじみだ。

内海さんの病院で、総合受付にいれば、初対面の人に一日で八百〜九百人も出会うことになる。だが、内海さんは、患者との短いやり取りの中で、一人ひとりのストーリーを把握する。看護師経験が長い内海さんいわく、「ポイントが目に飛び込んでくる」そうだ。スクリーニングシートなんてなくても、スクリーニングできる。

患者や付き添いの家族は、事務的な応対になりがちな医事課に対して、冷たい印象を抱いてしまうことが多い。お金を扱う部署だからかもしれない。でもこうして、病院の入口と出口で自分たちを見守ってくれている人がいるとわかれば、心強い。

内海さんの気づき

地域包括支援センターのケアマネジャーに、その後の清さんについて聞いたところ、猛暑で倒れ寝たきり状態となり、病院から施設に入所されたとのことでした。それでも、転がっても起き上がる郷土玩具「起き上がり小法師」のように、九十二歳となってもリハビリを前向きに必死に励み、歩行器を使えば歩けるほど回復したそうです。現在は、「自宅退院」を目標にさらに頑張っています。私は、まだまだ見守りを続けていきます。

Imagination

創造的なケアの実践

「今日はこの絵本読んで」

診察が終わった後、訪問看護師と絵本を読む歩美さん。彼女は絵本が大好き。訪問前日から、一緒に読む絵本を選んで楽しみに待っていてくれる。

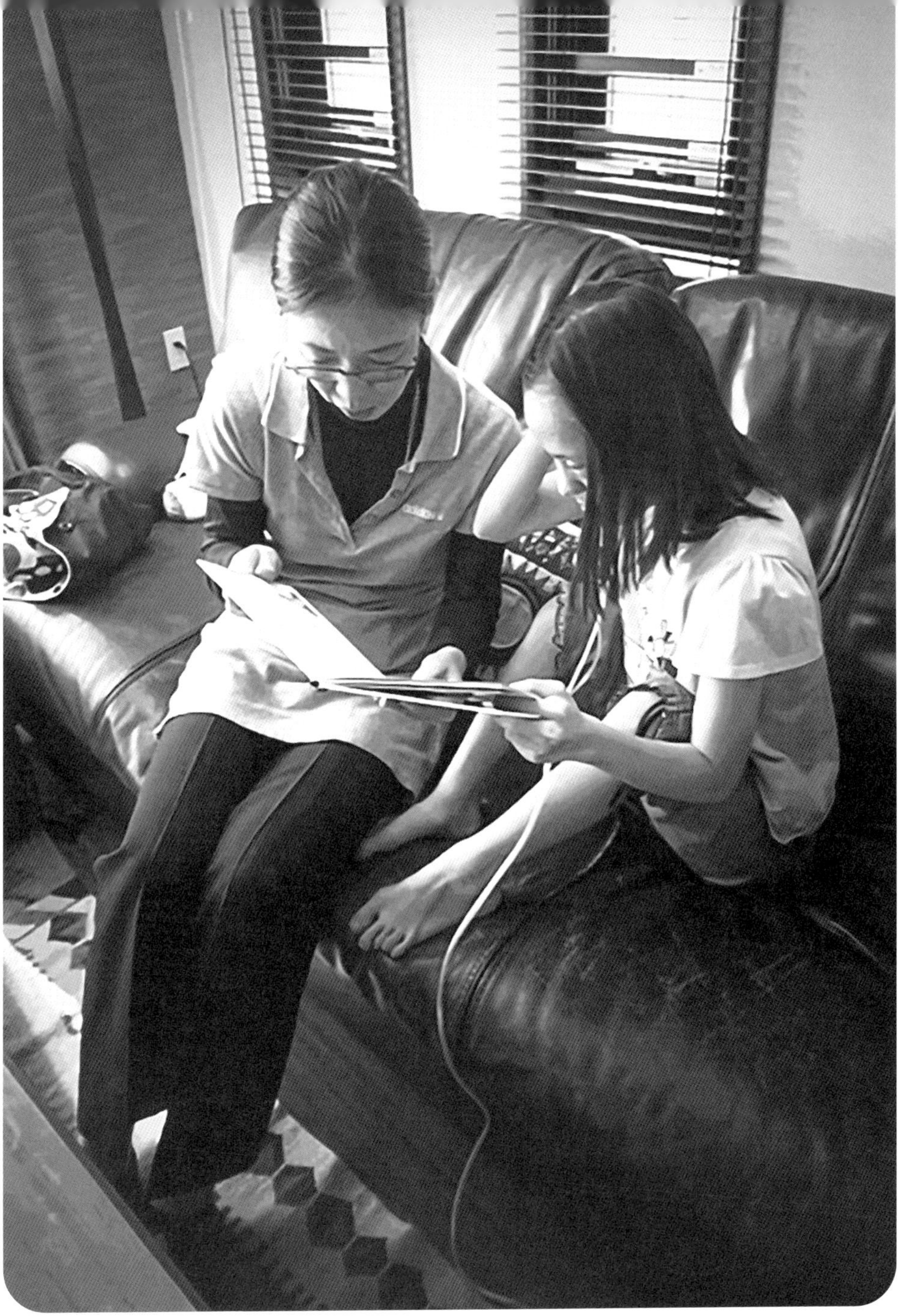

137　「今日はこの絵本読んで」

撮影と語り◉椎名さん

変わりがないか様子を見る

歩美さんは二十五歳です。先天性の疾患があります。訪問看護師の私は、彼女が鼻から管でミルクを入れていた赤ちゃんのころから知っているので、お付き合いは二十年以上になります。最初は結構な頻度で訪問していましたが、その後は成長とともに比較的安定して過ごせるようになり、学校にも通うことができました。十一年前の肺炎をきっかけに在宅で酸素療法をしていますが、それ以降は入院することなく経過し、状態も安定しています。

歩美さんが学校に行くようになってからは、月に二回、変わりがないか様子を見に訪問しています。診察の後には必ず、〝今日読んでもらう本〟が用意されています。歩美さんは絵本が大好きで、月に一回、お父さんが絵本を買ってくれます。でも、それ以上は買わないと決めているそうで、その大切な絵本の中から一緒に読むものを訪問看護の前日に選んで、楽しみに待ってくれているのです。

「今日は何?」と聞いたら、「これ」って。一ページずつ交互に、役になりきって読むと盛り上がります。読み聞かせはだいたい五、六分ほどの時間です。

実は、うちの訪問看護ステーションには二年目の研修医が実習に来ています。それで、一緒に訪問したときには、研修医にも絵本を読んでもらっているんです。大人になると、なかなか声に出して本を読む習慣はないですよね。だから、すごく上手に読む研修医もいれば、緊張してうまく読めない人もいます。

歩美さんは本の読みっぷりで「先生、大好き」って言うこともあれば、反応がないときもあって、それで読み手の評価がわかります。男性の研修医のときは、結婚していると聞いてシュンとしたり、でも、帰るころには「じゃあ、さよなら」と結構クールだったりして、おもしろいです。歩美さんがいい笑顔で絵本を読んで、幸せそうにしているのを見ると、私も幸せな気分になります。

「今日もちゃんと一緒に本が読めたね。じゃあ、また来るね」

そんな気持ちで訪問を続けています。

絵本を一緒に読む時間は特別

椎名さんのように患者と一緒に絵本を読むというのは、普通に考えれば、看護師の仕事ではない。だが「それは看護師の仕事ではありません」と断ってしまったら、見えないことや気づけないこともたくさんあっただろう。

患者が声を出して絵本を読んでいる息づかい、物語や読み手の様子に一喜一憂する姿を観察するのも一つのケア。本を読みたいと心が動くこと自体も状態がいい証拠といえる。ただ、そんな堅苦しく考えずに、「患者と一緒に、絵本の世界に入って楽しむ時間を共有する」こと。それはそのままでケアなのだと思う。

歩美さんは本の読みっぷりで読み手を評価して

いるらしい。診察では「医療者と患者」であっても、絵本を一緒に読んでいるときはそうではない。幼いころからずっと在宅療養をしていると、人間関係を広げるのは難しい。絵本を一緒に読むことは、歩美さんにとって家族以外の人とパーソナルな関係をつくれる大切な場でもある。

大好きな人と大好きな絵本を読む楽しさや安心感は、歩美さんの笑顔や状態の安定につながっている。歩美さんにとっても、椎名さんにとっても、一緒に絵本を読む時間は特別だ。

柔軟な発想ができるといい

患者と看護師はもっと時間を共有できないものだろうか。訪問看護や看護小規模多機能型居宅介護＊などでは、水分や栄養が十分にとれていない人と一緒にお茶を飲んだり、おやつを食べたりすることがある。しかし、病院でそのような場面を見ることは、ほぼない。

食欲がない患者にとって、看護師が「私も一緒にご飯を食べますね」とベットサイドで食事をしてくれたら、どんなにいいだろう。食事の楽しさや栄養をとる意味などを思い出せるのではないか。ある看護師は病棟での実習の際に、認知症の患者と同じテーブルで食事をした経験があるという。最初は食事を見守っていたのだけれど、患者がしきりに「君も食べなさい」とすすめてくる。その様子を見て、先輩看護師がクッキーを持ってきてくれたのだ。

そんなふうに、病院でも柔軟な発想ができたらいい。看護師にしてみれば、周囲が忙しく立ち働いているときに患者と一緒に座って飲食をすることには遠慮があるかもしれない。しかし、結局は患者のそばで見守っているのだ。ならば、「時間を共有する」ことがケアの一環だと発想を転換してみてもいいと思う。

＊通い・泊まり・訪問看護・訪問介護を一元的に提供する介護報酬上のサービスのこと。

患者は一方的なケアの受け手なのか

看護師はいつも一方的にケアを提供するだけで、患者は常にケアの受け手なのだろうか。ある訪問看護師は患者から「あなたの看護の時間を十五分だけちょうだい」と言われた。その時間を使って、患者はオルガンを弾いて聞かせてくれた。

「お返しをしたい」というのは人間の自然な気持ちだ。「患者からは何ももらってはいけない」という考え方もあるが、患者の感情を思えば、線引きがあいまいな部分はあってもいい。

椎名さんの気づき

絵本を読むことは普通のことだったので、ケアをしているという意識はあまりありませんでした。訪問看護はある程度決まった時間の中で、状態観察・医療処置・清潔援助等々やらねばならないこともありますが、その中でも患者さんや家族と同じ時間を共有できることはとても大切なことだと思います。ケアしているつもりが、何気ない会話で看護師がケアされていることも多いと感じています。

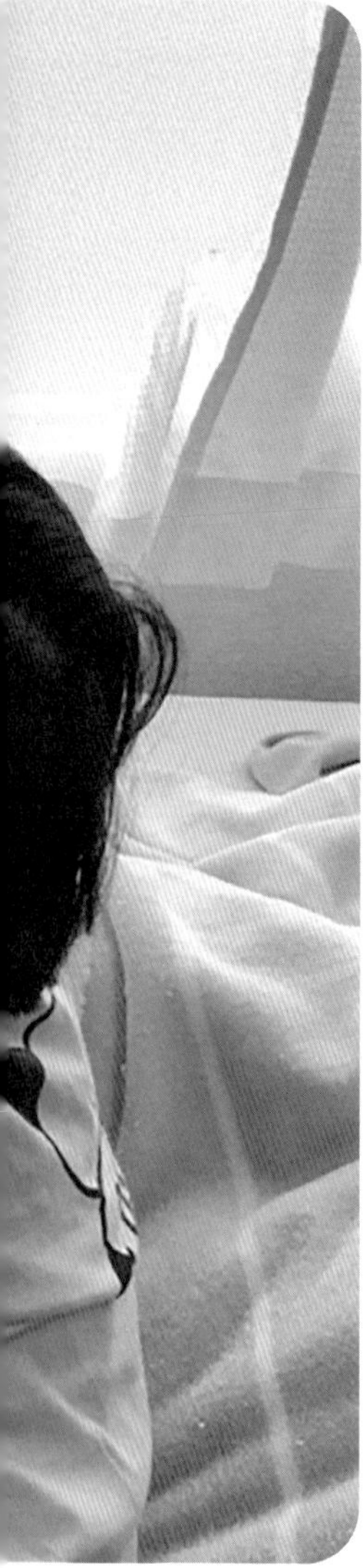

「いかにリスクを冒すか」

ここが自分の居場所とばかりに政夫さんのベッドに座る直ちゃん。直ちゃんは政夫さんのひ孫ではない。2人は同じ療養通所介護事業所に通う仲間なのだ。

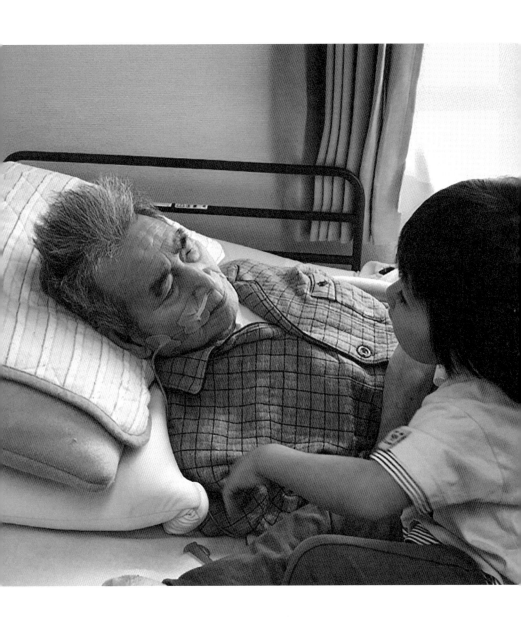

（撮影と語り◉野村さん）

直ちゃんの存在が、政夫さんの笑顔を引き出した

私は療養通所介護事業所に勤務する看護師です。要介護5の高齢者と重症心身障害児のみを対象としたデイサービスを行っています。定員は高齢者と小児を合わせて六人です。写真は、私の事業所で普段からよく見られる場面を撮ったものです。

政夫さんは急性期病院に入院中に脳梗塞を起こし、二カ月をその病院で過ごした後、回復期リハビリテーション病院に長く入院していました。退院して在宅療養が始まったとき、外に出るサービスをご家族が希望されて、療養通所介護サービスの利用を開始したのです。でも最初は、歩くこともできず、言葉を発することもなく、表情もほとんどありませんでした。

政夫さんとちょうど同じ曜日に来ているのが直ちゃんです。直ちゃんは気管切開と胃瘻のある重症心身障害児です。とても愛嬌があって、来ている高齢者みんなにあいさつに行って、一人ひとりと話しています。政夫さんとは多分、相性がすごくいいのでしょうね。直ちゃんとのかかわりの中で、政夫さんに少しずつ変化が表れました。「直ちゃんが来たよ」って言うと「おーっ」と声を出したり、笑顔を見せてくれます。長らく自発的に動かそうとはしなかった腕を伸ばし、直ちゃんを優しくなでるようになりました。

高齢者と子どもが一緒にいられる空間

看護として、何か手を差し伸べたというわけではないのですが、このような空間をつくったことに意味があるのかなと思います。デイサービスを始めた当初から、子どもの持つパワーは高齢者にとって刺激になるだろう、とは考えていました。

直ちゃんには、「あいさつに回ってきて」と声をかけています。赤ちゃんや言葉をうまく話せない子どもの場合は、毎回、スタッフが高齢者の部屋に一人ずつ連れて行って、「今日は○○ちゃんが来てるよ」と声をかけています。すると、おじいちゃん、おばあちゃんの表情が明るくなり、子どもと触れ合おうとするようになったのです。

実は、高齢者と重症心身障害児の交流が、ここまでの効果を上げるとは予想していませんでした。療養通所介護サービスは、要介護度が重度の人を対象としているので、重度者ゆえの当日キャンセルや入院などで採算を取れる見込みが低いと思われるのか、全国でもそれほど数はありません。でも、やってみたらそうでもないんですよ。デイサービスで過ごしてもらった人は状態が安定するので、体調を崩すことがなくなるみたいです。実際、高齢者のキャンセルはほとんどありません。

高齢者の可能性を引き出し、子どもの優しい気持ちや他人をいたわる情緒を育む温かな空間。ここではミラクルが起きるんです。アットホームな場がもっと広がってほしいと思います。

病院では見られない光景

この光景は、野村さんの所のデイサービスでは日ごろから見られるという。もし、病院だったらどうだろう。「子どもがあんなところに座って。転落したら大変！」「院内感染の危険はないの？」「子どもが高齢者にケガをさせてしまうかも……」と、大騒ぎになることが容易に想像できる。

だが、野村さんは、そんな危険性はないと断言する。常に見守っているので、これまで事故はない。

デイサービスは「在宅」のサービスだ。だから、事業所も家と同じような空間と考えている。家ならば、ひ孫がおじいちゃんのベッドの上に座っておしゃべりをすることもあるだろう。普段の暮らしから完全に切り離された病院の中とは違う。ここにはいつものありふれた生活がある。

高齢者と重症心身障害児の交流がそれぞれに好影響を及ぼしていることは、二人の表情からもわかる。直ちゃんは安心しきったようにくつろいで、政夫さんに何か話しかけているようだ。対する政夫さんは、とても優しいまなざしを直ちゃんに向けている。お互いがお互いにとって大切な存在。二人は年齢を飛び越えた〝同志〟のようでもある。

病院にも、高齢の患者や子どもの患者がいる。でも、小児科病棟に入院している子どもが大人の病棟に遊びに行くことはできない。病院では、相互交流のメリットよりも、リスク管理が重要視されるからだ。

患者同士の交流の場を設けるだけでも見えてくるものがある

では、病院でできることはないのだろうか。

細々とではあるけれども、院内デイケアとして患者同士の交流の場を設ける活動を始めた病院もある。相手とのコミュニケーションを通じて、患者は社会性を取り戻す。めざすのは、非日常から日常に戻るきっかけづくりだ。

やはりそこでは、病室とはまったく違う患者の姿が見られる。表情や言動の変化は、久しぶりに会ったスタッフが「こんなによくなったの！」と驚くほど。効果を実感した病棟スタッフたちは、院内デイケアへの送迎などでとても協力的となる。メリットは患者にばかりあるわけではない。スタッフにとっても「患者さんはこのように回復していくんだな」「地域ではこんなふうに暮らしていたんだな」ということがわかるよい機会になっている。病院の中にいる「患者」ではなく、社会で生活する「人」としての姿を知ることができるのだ。

一方で、ある看護師は、「この人は手がかかって大変だから」「一緒に何かをしてあげられる時間がないから」といったスタッフの都合で、患者を院内デイケアに誘導している側面がないわけではない……と反省する。もっと患者の目線に立って、温かな場をつくりたいと意気込む。

どうしてもリスク管理が先に立ってしまう病院では、このような取り組みはまだまだ少ない。患者のために、いかに病院がリスクを冒すか。その覚悟が必要だと思う。

野村さんの気づき

高齢者は子どもと話すことで、元気になり、笑顔になります。一方、子どもは、家族や看護師以外の人に頭を撫でてもらったり、頬を触ってもらったりすると、今までとは違った反応を示すことがあります。私は体験をとおして、世代間交流のメリットを学びました。今回の事例発表で、病院勤務の人もこの良さを認めてくれたと思います。実際にそれを実行するのは難しいでしょうが、病院でも患者同士が触れ合える場を大切にしてほしいです。

「ケアはイマジネーション」

宮部さんは2年目の看護師。先日、病棟で高齢者体験をした。歩くときに足元が見えない。足を上げているつもりでも、つまずきそうになる。こんなに動きづらかったんだ。こんなに不安な気持ちになるんだ。わかっていたつもりでも、わかっていなかった。

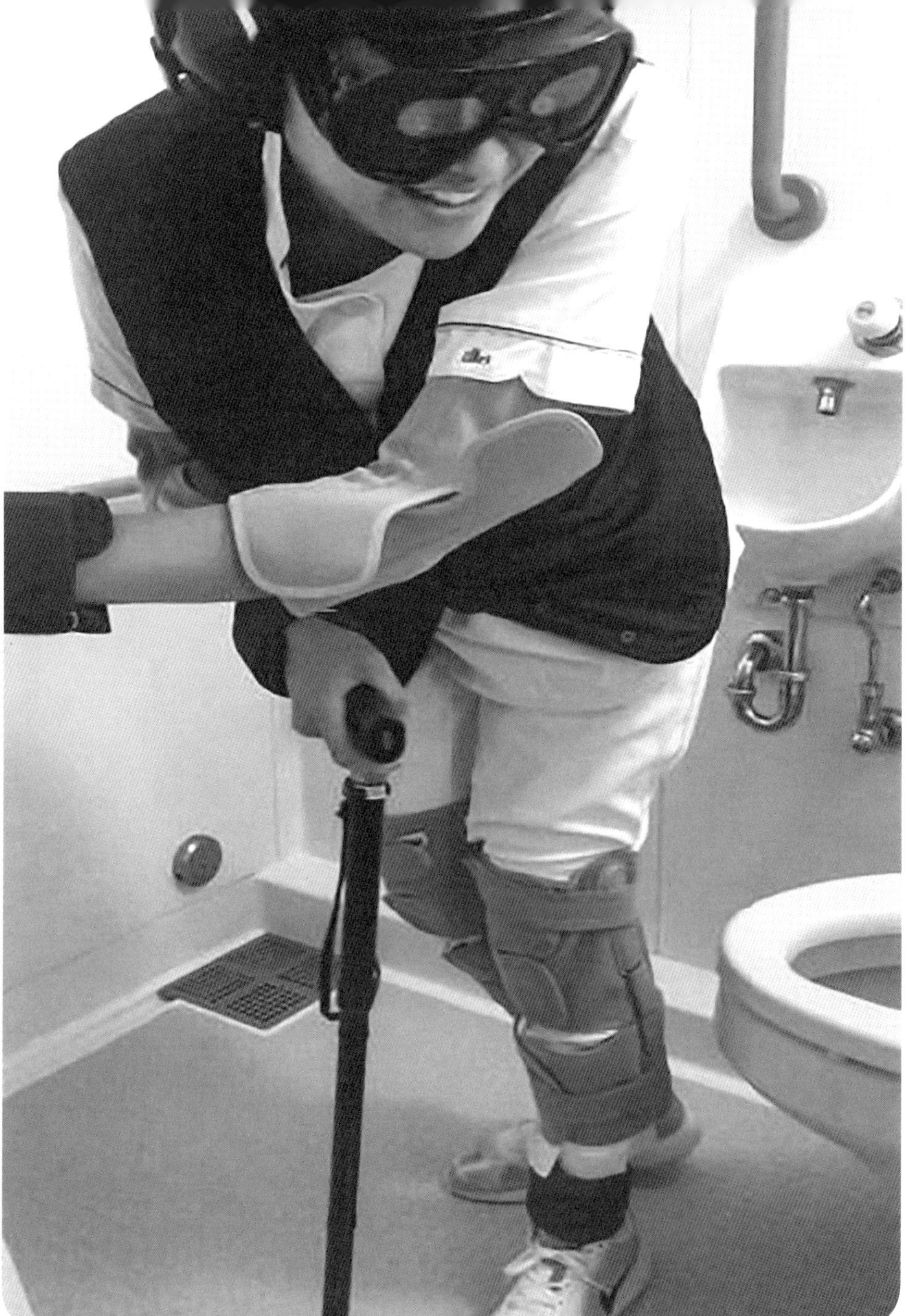

撮影と語り◉宮部さん

わかっているつもりでも全然わかっていなかった

私は二年目の看護師です。患者さんが安心・安全に入院生活を送るためにどのようなかかわりをしたらよいかを考える検討会に入っています。先日、その検討会の活動の一つとして高齢者体験をしました。看護師役と患者役に分かれて、看護師は声かけをし、患者役はヘッドホンとゴーグルを着け、手と足には重りを巻いた状態で、実際にベッドに寝てみたり、水を飲んだり、トイレに行ったりといった一連の動作をしました。

実際にやってみると、歩くときに足元が見えなくなる、足を上げているつもりでもつまずきそうで不安になるなど、身体的にも精神的にも想像していたのとはまったく違っていて、驚きの連続でした。

実は、学生時代にも授業で高齢者体験はしています。そのときの知識として、高齢者は目が見えづらいとか関節が動きづらいということは頭に入っていました。しかし、実際に病院で働き始めてから高齢者体験をしたことで、やっと知識と臨床の場で見えるものがつながった感じがしました。

私は整形外科病棟にいます。入院前が杖歩行の患者さんなら、手術後は杖歩行をゴールとしてリハビリテーションを始めます。トイレに行くところで転倒することがよくあるんです。患者さんは、トイレに行きたいと思った後、まず起き上がってベッドのふちに座り、さらに立ち上がって歩き始めなければなりません。すごく労力もかかるし、大変な思いをしていることにあらためて気づきました。

また、自分が何気なくやっていたこと、よかれと思っていたことも、必ずしも患者さんにとってはよいことではないともわかりました。例えば、ナースコールや時計の位置がちゃんとわかっていないととても不安になるのに、テーブルの上に置かれた時計がまったく見えなかったのです。

寝ていて見づらい視界の中に「宮部さん、こんにちは」と、急に看護師が入ってきたときにはすごくビックリしました。看護師がカートなどを押して病室に入ってきたときには、そのカートのところから話すのと、ベッドサイドまで来て座って話し込むのとでは、距離感が全然違うとも感じました。

病棟は患者さんが普段生活している家とはまったく環境が違うので、混乱することはとてもたくさんあると思います。その中でも、患者さんがいかに安心して過ごせるかを私たち自身が日々考えて動かなければいけないと感じました。

高齢者体験をとおして、看護師として対象者に対するさまざまな知識を正しく持つこと、そして学び続けること、その上で自分と異なる存在である相手の立場に立とうと想像力を働かせ、相手を知ろうとすることの大切さを再認識しました。また、からだの動きづらさなどを受容しながら生活していく大変さを、少しでも知ることができたのもよかったと思います。

最近は「患者さんは今、どんな気持ちだろう」と考えながら、高齢者に関する知識を踏まえて、声の大きさや話し方、立ち位置や目線の高さ、距離感などを考え、患者さんに安心してもらえるように心がけています。

体験とイマジネーション

頭でわかっていることと実際にからだで感じることは違う。宮部さんは、老化に伴う身体機能の変化は知識として学んでいた。しかし、その知識が実感としてわかったのは高齢者体験によってだ。高齢者のからだの不自由さを感じるだけでなく、そのことによって生じる不安な気持ちにも気づき、細やかな配慮をするようになった。体験にはそれだけのインパクトがあるし、得られる情報量も多い。だから体験することは重要だ。

だが、実際にはケアする側が当事者の立場をすべて体験するのは不可能だ。だから、体験していないことをたくさん、わかったつもりで行っているとも言える。では、体験していないことは理解できないのだろうか。実際に体験することと、学習によるケアの提供をどう考えたらよいのだろう。

宮部さんは高齢者体験をした後、「その人が何を感じているのか」に意識を向けられるようになった。すべてを体験することはできなくても、一つの体験をとおして、患者の世界に入ることはできる。そのことに宮部さんは気づいている。

高齢者体験をしたからといって、全員が宮部さんのように考えられるようになるとは限らない。「これ、不自由なんじゃないかな、大変なんじゃないかな」と気づく感性が必要で、それはイマジネーション（想像力）と言い換えることもできるだろう。逆に言えば、イマジネーションが豊かでなければケアはできないのだ。そして、体験するだけでなく、その後に感じたことを今後にどう生かしていくかを考えて行動に落とし込む作業も必要だ。

人を縛る側の立場から縛られる側の体験もしたほうがいい

ケア提供者が一番体験したほうがいいのは「拘

束」だと思う。医療現場では、意識障害のため、暴力や徘徊などの症状が見られる患者に対して、「患者の安全を確保するため」「治療を適切に行うため」といった〝善意〟で、患者をベッドに固定したり、鎮静剤で落ち着かせたりする「拘束」が実施されることがある。老化は誰もが体験する未来だが、拘束はそうではない。ケア提供者は縛る側の人。だから、縛られる体験もしたほうがいい。

ある女性の父は、術後に意識障害を起こして暴れてしまったためベッドに拘束された。その症状は不安が高まる夜間のみに現れたので、朝になったら拘束を解除すると担当の看護師は約束した。ところが、日が昇ってもそのまま。父は「あの人は人間の尊厳を奪うような行為をしておきながら、最低限の約束すら守らなかった」「優しいはずの看護師さんがこんなひどいことをする」と憤った。彼女は父の言葉を聞いて泣きそうになった。

ある病院では拘束は行われていないが、拘束をなくすことを目標にしたわけではないという。患者中心のケアをしていたら、拘束がゼロになっていたそうだ。自分の想像力が、患者の心にまで届いたとき、ケアのあり方も変わっていく。

宮部さんの気づき

高齢者体験をする前は、一日のスケジュールを円滑に進めることに必死でした。ケアを拒む人、五分おきにトイレに行く人、少しでも自分の予定が崩れると一人で焦っていました。相手の立場になって考えることを意識するようになってからは、自分にも他人に対しても少し余裕を持てるようになった気がします。患者さんがそのときに思っていることを酌み取り、ケアに生かすことができる看護師になっていきたいです。

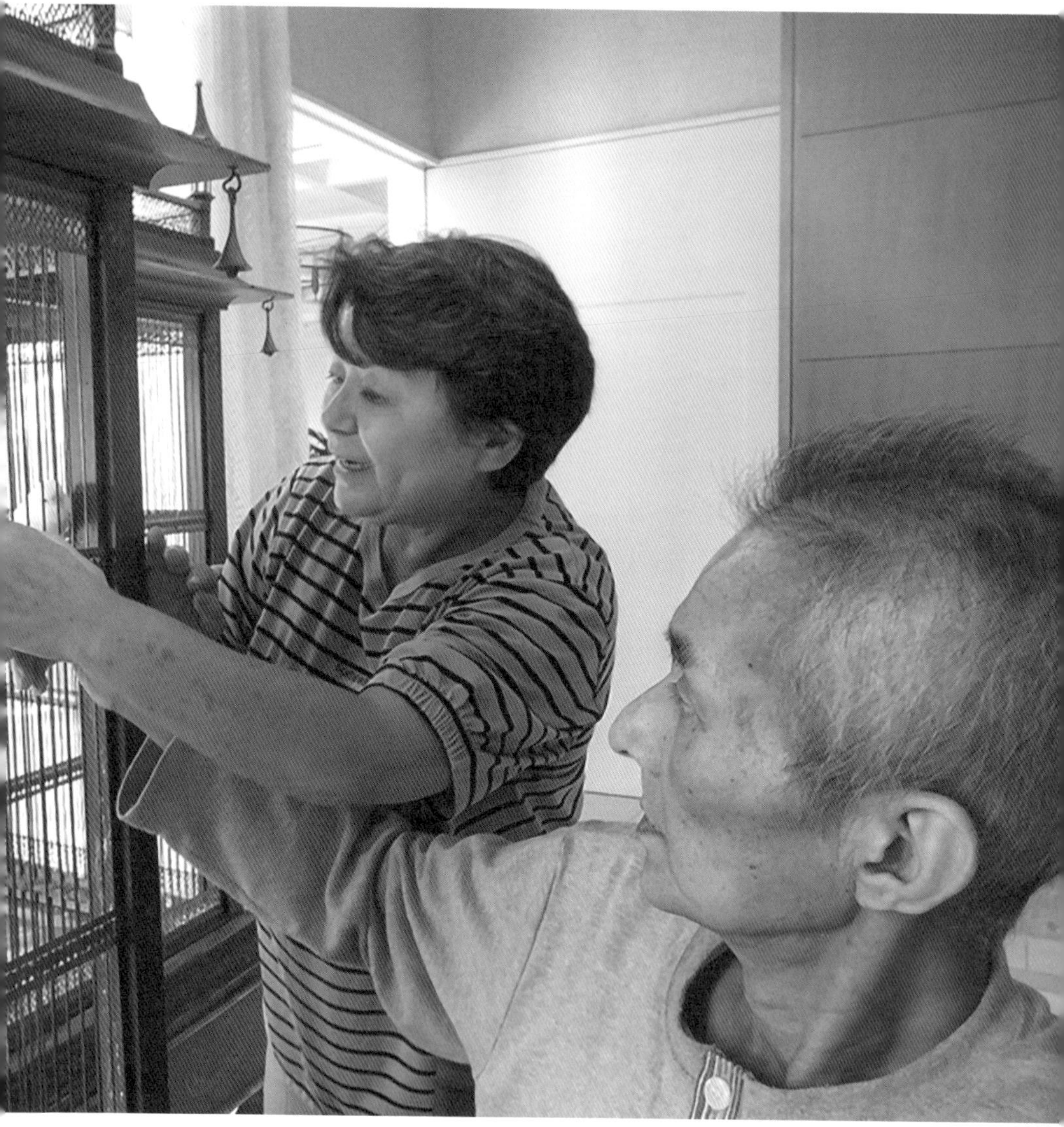

「いやなものは抜くよね」

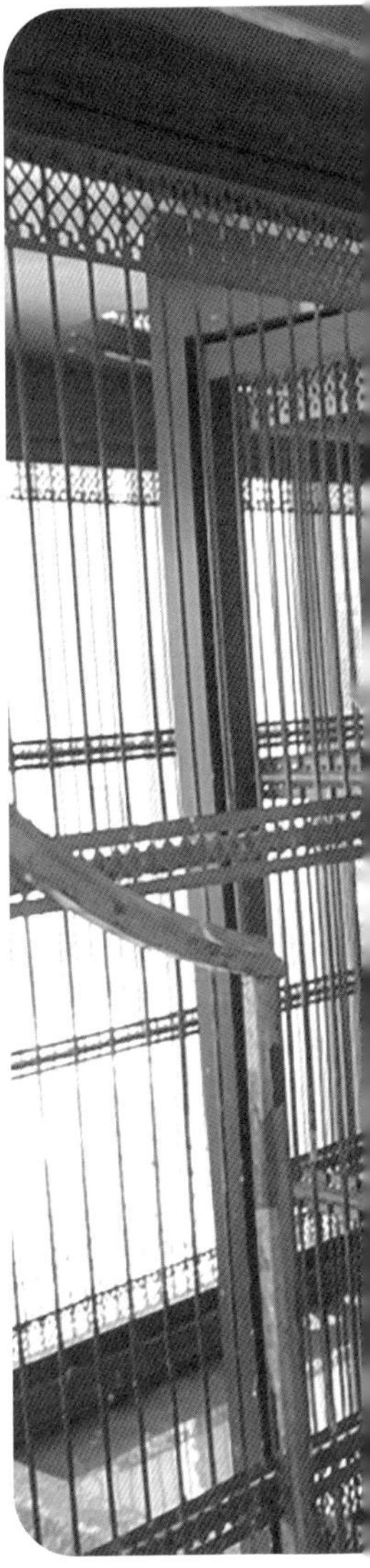

前の病院では、多数のチューブがつながった身体をベッドに固定され、自由がなかった宗一さん。転院先で温かなケアを受けることで、徐々に自分らしさを取り戻した。今では、病院で飼っているセキセイインコを前に、妻と語らう穏やかな時間が訪れた。

（撮影と語り◉本村さん）

動きたいんだな、この人は

私は療養型の病院に勤めている看護師です。宗一さんとともに写っているのは、奥さんの洋子さんです。

実は、洋子さんは当院で働く介護職です。ある日、青ざめた顔で私のところへやって来て、「肺がんで他の病院に入院している夫を、こちらで受け入れてもらえないでしょうか」と言うのです。そのころの宗一さんには意識障害があり、暴言や暴力、徘徊もみられました。そして、腕などに挿入していたチューブを抜いてしまうため、身体をベッドに拘束され、鎮静剤を打たれていました。

洋子さんは介護職ですから、このような状態の人を看るのが大変なことはわかっています。でも、つらそうに暴れている夫を見ている洋子さんも、やっぱりつらい。当院は身体拘束や薬物による拘束はしない方針です。だから、宗一さんを当院で看てほしいという気持ちになったのでしょう。カンファレンスの結果、宗一さんの受け入れが決まりました。

転院当日、宗一さんは四肢を拘束され、さまざまなチューブがつながった状態でした。主治医は即座に鎮静薬を止めました。その後、宗一さんは非常に落ち着かない状態に陥ってしまいました。車いすに座ったと思ったら、足元をふらつかせながら歩こうとする。物を次々に投げる。でも、その様子を見た私は、「動きたいんだな、この人は」と思いました。そして、看護師と介護職で、代わる代わる、宗一さんに危険がないようにそばで見守ることにしました。

症状は夜になるほどひどくなり、夜勤の看護師は「正直、看られるかなって思った」と振り返りました。けれども「無理」とは思わなかったそうです。当院の看護師は皆、急性期病院での勤務経験があり、患者さんの身体を拘束したことがあります。その中で、拘束によって患者さんの状態が落ち着くことはないことを見てきたのです。それに、拘束を止めた直後は一時的に状態が悪化して見えても、だんだん回復していく人に当院でたくさん出会いました。だから、宗一さんも絶対によくなると信じていました。

苦しいのは嫌なんだよ

宗一さんは、状態が落ち着き、徐々に自分らしさを取り戻す中で、「チューブが邪魔なんだよ」と言い始めました。何かの拍子に経鼻経管栄養のチューブが抜けてしまったときのことです。まだ、口からは薬が飲めない状態だったので、「申し訳ないけれど、もう一度チューブを入れさせてくださいね」と断って挿入しました。そのときに宗一さんが言ったのです。

「もう、苦しいのは嫌なんだよ」

私はハッとしました。宗一さんは、これまでずいぶん苦しい思いをされてきた。ようやく解放されると思ったのに、また苦しいことをされるのかという気持ちを吐露されたのだと気がついたからです。体内に入ったチューブが不快なのは当たり前です。それで、口で食べられるよう嚥下訓練を始めました。

転院九日目にチューブを外すことができました。宗一さんはプリン一個をペロリ。翌日には洋子さんと院内を散歩して、セキセイインコを見に行きました。

悪循環は断ち切ることができる

別の病院の看護師は、しきりにチューブを抜こうとする患者に対して、「ダメダメ」と注意して、抜かせないように看護師や介護職がそばについていたと思い返す。でも、その患者は上手にチューブを飲み込んで出し入れできたので、「抜いたら、入れよう」と発想を変えた。「私たちはチューブを入れる役割があるけれど、チューブを抜かせないために存在しているわけじゃない。チューブは嫌なんだよね。嫌なものは抜くよね」と考えた。すると、ケアする側もなごやかな雰囲気になって、患者への接し方が変わったという。

本村さんと同じ病院に勤める、別の看護師は言う。——急性期病院に勤めていたころは拘束するのは当たり前。拘束ゼロなんて、きれいごとだとも思っていた。病気があるのだから、治療が優先だ。安全に速やかに治療するためには、拘束しなければならない。だけど、そこには何か、患者を置いてけぼりにしているような感じがある。本当に、この拘束が必要なのかなと考えることすら忘れていた。今は、その人自身を看ることができているような気がする。チューブを抜いた患者に、「どうして抜いちゃったの？　何が嫌だったの？」と聞ける自分に変わってきた。

本村さんも「身体を拘束することで患者さんの状態が落ち着くことはない」と言う。混乱のさなかにいる患者は「してはいけない」と抑制されると、暴言や暴力も増えてくる。逆に、動きたいように動いてもらうと、どんどん表情は明るくなる。そして、何度も何度もチューブを抜いていた患者が、そのうちにチューブを抜かなくなってくる。

ある看護師は、病院の、些細なことでも何か起きればインシデントレポートを提出しなければならないという緊張感も、患者を拘束してしまう雰囲気を助長させているのではないかと指摘する。もっとおおらかに「嫌なものは抜く」「抜けてしまったら入れる」という考え方をケアをする皆で共有するだけでも、風土は大きく変わるのではないか。

発想を変える、システムを変える。悪循環を断ち切るヒントは必ずあるはずだ。

拘束は看護では学ばない

看護師は少なからず、縛る看護を実践している。拘束は看護の教科書では学ばないが、臨床でその方法を学ぶ。患者を拘束してもいい人の条件を考えてみる。

「二十四時間、自分がベッドに拘束された経験を持つ人」

そんな経験をした人だけが、拘束を行うかどうかの判断をしてもよいとすればどうだろう。

人が人を縛る。あってはならないことが、医療現場では常識になる。自由であることは誰もが当然持っている権利だ。看護とは、当たり前の自由を支援するものであってほしい。

本村さんの気づき

「二十四時間ベッドに拘束された経験を持つ人」という発想がとても印象に残りました。看護師は本来、自分が体験したことのない患者の苦しみに思いを馳せることができなければならないと思います。けれど、悲しいことに現状はそうではありません。自院では身体拘束ゼロを実現できていますが、自院だけではなく、すべての看護師が〝常に温かな人間的配慮を持って対応する〟ことができるように、悪循環を断ち切る考え方を地域全体に発信していきたいと思います。

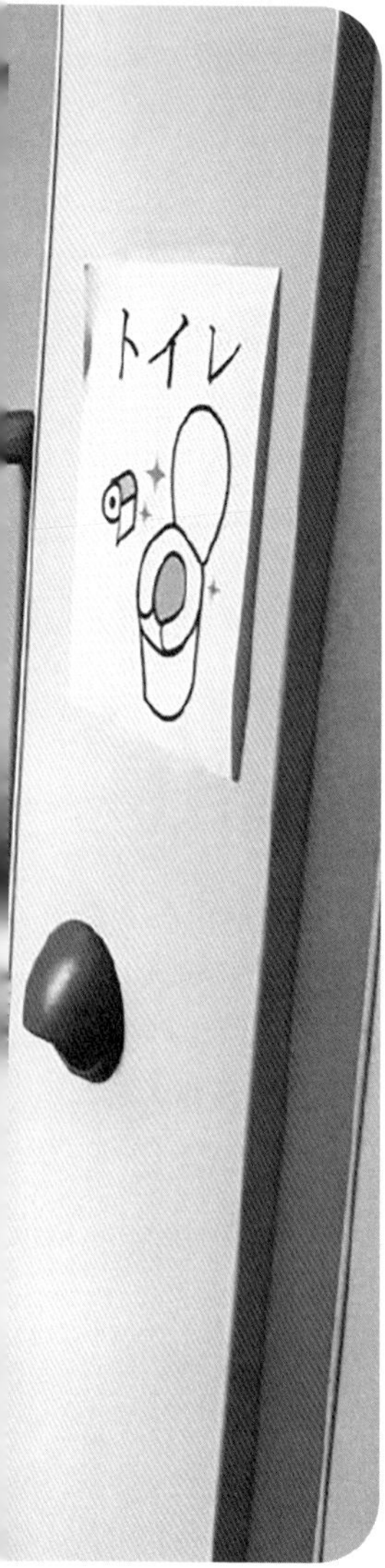

「〝しかたない〟からの脱却」

利光さんは動きたい人だ。でも、運動失調があって歩行が不安定。看護師たちは、どうしたら利光さんが病室の中で安全に動けるかを考えた。試行錯誤しながら、たどり着いた配置がこの写真。完成した部屋で、利光さんは楽しそうにうろうろ。「なんとかしてあげたい」という看護師の思いが結実した。

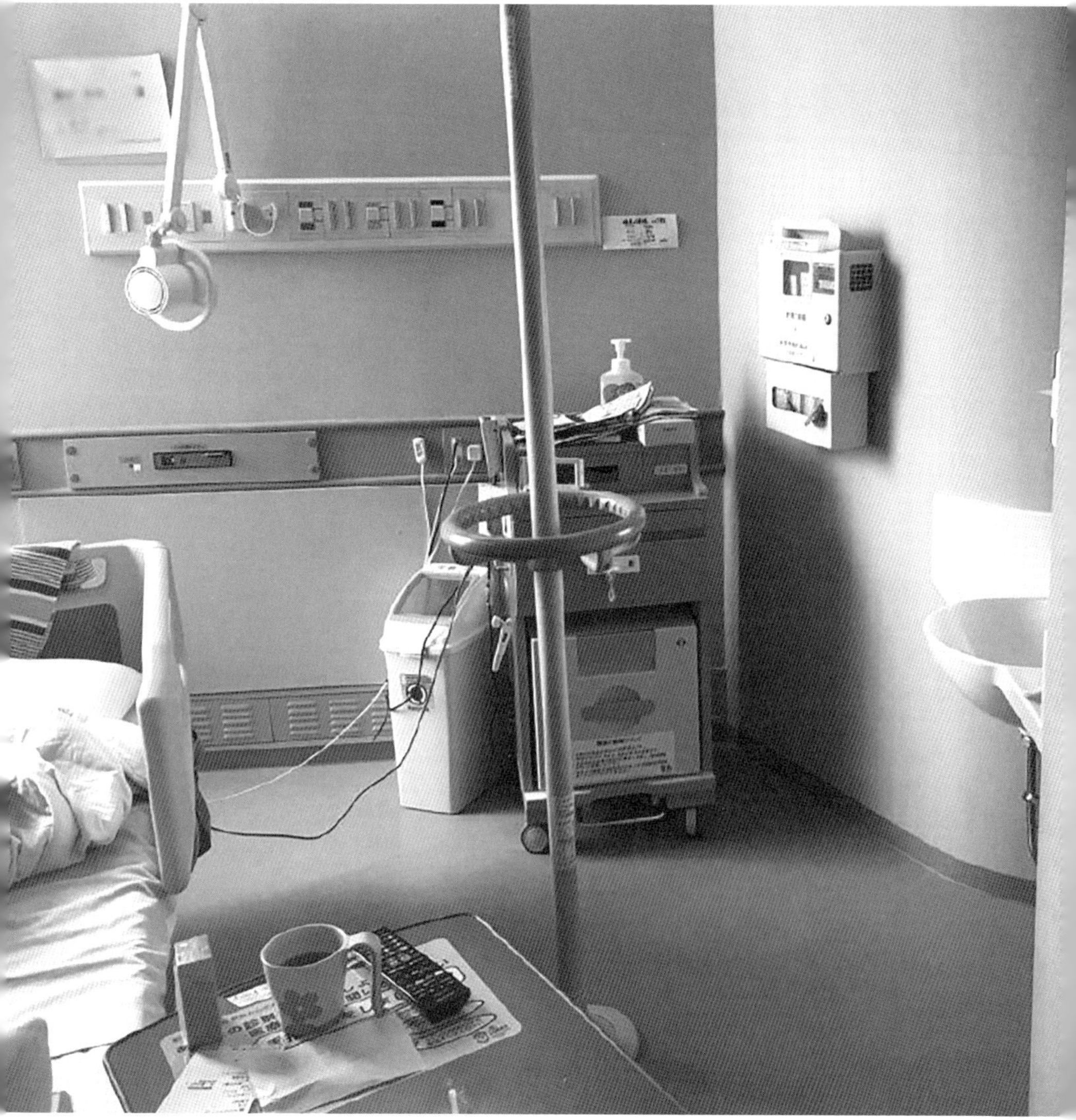

撮影と語り◉菊地さん

人間の尊厳をとことん追求

私は急性期病棟に勤務する看護師です。

利光さんは神経中枢系障害による運動失調で歩行がとても不安定でした。不随意運動もあって転倒のリスクが高い上、認知機能障害もあり、安静の必要性を理解することが難しい状態でした。そのため、安全を考えるがゆえに〝古い慣例〟に従って、ベッドに縛る拘束などをしていました。でも、利光さんは動きたい人なんです。転倒転落を防止しなければという思いと、利光さんの「動きたい」という欲求を満たしてあげたいという思いの狭間で、私たちはジレンマを感じていました。

利光さんには失語症もあって、最初は「うー」とか「あー」としか言えず、自分の思いをなかなか伝えられませんでした。イラストや文字盤を使ってみたりもしましたが、あまりうまくいきませんでした。それで、利光さんの表情を読み取って「ああですか、こうですか」と、歩み寄りながらコミュニケーションをとっていました。よく「違う」と怒られてしまいましたが（笑）しぐさでわかるのです。

チームをつくって連日カンファレンスを重ねるうちに、「どんな動きならできるのだろう」「どんなことは話せるのだろう」と、できることを伸ばすにはどうかかわったらいいのか、と思考が変わっていきました。そして、利光さんが安全に自由に動けるように、病室のレイアウトを工夫することにしました。具体的には、ベッドの横にロック付きのサイドテーブルを置いて、よろけてしまった場合にも手をつけるようにしたのです。また、ベッドの柵も乗り越えるような人だったので、どちら側から降りるほうが安定しているかを見ながら、ベッドを窓側の壁に沿わせて配置しました。日々レイアウトを考えながら、試行錯誤した結果、でき上がった完成形がこの写真です。

すると、利光さんはとても楽しそうに部屋の中をうろうろと動き回るようになって、自分でトイレに行ったり、洗面台を使えるようにもなりました。身体機能や認知機能が格段に向上して、最終的には笑顔で手を振って退院されました。

チームで考えたからこそ柔軟な発想を生かせた

「利光さんが安全に動けるようにしたい」。この思いは皆にありました。ぽつぽつと話し合っていたことが具体的に実践として動き出すきっかけは二つあったと思います。一つは、院内でせん妄予防と認知症ケアのモデル病棟に選ばれたことです。以前より積極的に、患者の視点に立った取り組みを考えるようになりました。もう一つは、若手と先輩で一緒に話し合ってみたことです。利光さんの担当は若い看護師が多く、利光さんの望みをかなえたいという気持ちと、上司の「まだちょっと危ないのでは」という判断の狭間でジレンマを抱えていたのです。

看護師一人の考えでは難しかったと思いますが、チームで考えたからこそ柔軟な発想を生かし、実践できたと思います。今回の経験を通じて、従来の病院看護の型にはまり過ぎずに、その人の強みを引き出せる看護をしていきたいと考えるようになりました。

人間だから動く

病院の看護では、どうしても治療のほうが優先され、患者の思いは置き去りにされがちだ。看護師個人は「患者さんに何かしてあげたい」「患者さんの思いに添いたい」と考えていても、それが対策という形になってしまう。例えば「転ばせたくない」という気持ちから、身体機能や認知機能が向上するまではとベッドに拘束をしてしまう。実は、それこそが、回復を阻む悪循環となってしまうのに。

「転ばせない＝動かさない」ではない。人間だから動くのだ。その人が自由に動けるように考えること、安全な環境に整えることこそ、看護の役割ではないだろうか。身体が満足に動かないからといって「動けない人」と考えるのではなく、「この人ができることってなんだろう」を探していく。そこから「これならできる」がわかれば、できることを伸ばすかかわりが見えてくる。

利光さんの「動きたい」という気持ちを受け止め、看護師たちの「何とかしてあげたい」との思いが結集し、安全に動けるレイアウトができた。その結果が利光さんの笑顔と生き生きとした行動だ。看護のアウトカムはリスクではなく、生活の質の向上具合で示されるべきだと思う。

成功体験の積み重ねが看護師の意識を変えていく

ある看護師は、病棟全体を巻き込んだ菊地さんたちの取り組みを聞いて「波を起こしたい」と思った。「自分の病院では、全体の意識を変えるまでには至っていないから」と。そのために大事なのは成功体験だろう。最初は小さなアプローチでいい。そして、アプローチが起こした反応を丁寧に振り返る。小さなことでもちゃんと効果があることがわかったら、その積み重ねは大きな成果になっていく。

ケアを提供する側は案外、患者の反応を見ているようで見ていない。忙しい中でケアをし、「この人はもう大丈夫」となったら、もう次のことを考えている。時間がないので、急いで別の人のところにも行かなくてはいけない。自分のアプローチで患者がどんな明るい表情になったのか、どんな感謝を口にしているかを知らないでいる。残念ながら〝おいしい〟ところを見ていないのだ。

「こんな優しい顔をしていたよ」「こんな嬉しいことを言っていたよ」と教えてくれる人がいたら、自分自身で見たい、聞きたいと思うだろう。自分たちがやっていることに効果があると実感できれば、看護師の意識や行動は変わっていく。

菊地さんの気づき

「転ばせない」ために、リスクがある患者さんにはセンサーなどの安全対策機器を使用することが最善策のように今までは感じていました。しかし、今回の事例や研究会をとおして、「いかに安全に動ける環境をつくるか」に考えが変化しました。「転ばせないこと」は「動かさないこと」ではなく、患者さんの個別性に合わせて環境整備や離床を促すリハビリなどを行い「安全に動けるようにすること」。私たち看護師の力の見せ所だと感じています。

「春にお花見に行きますか」

満開の桜の下でお花見中の堀江さん夫婦。夫の尚志さんは1年間の入院生活の間に身体機能が低下。元々、我慢強い性格であり、自ら希望を言うこともなくなっていた。そんな彼に、看護師はささやかな提案をした。

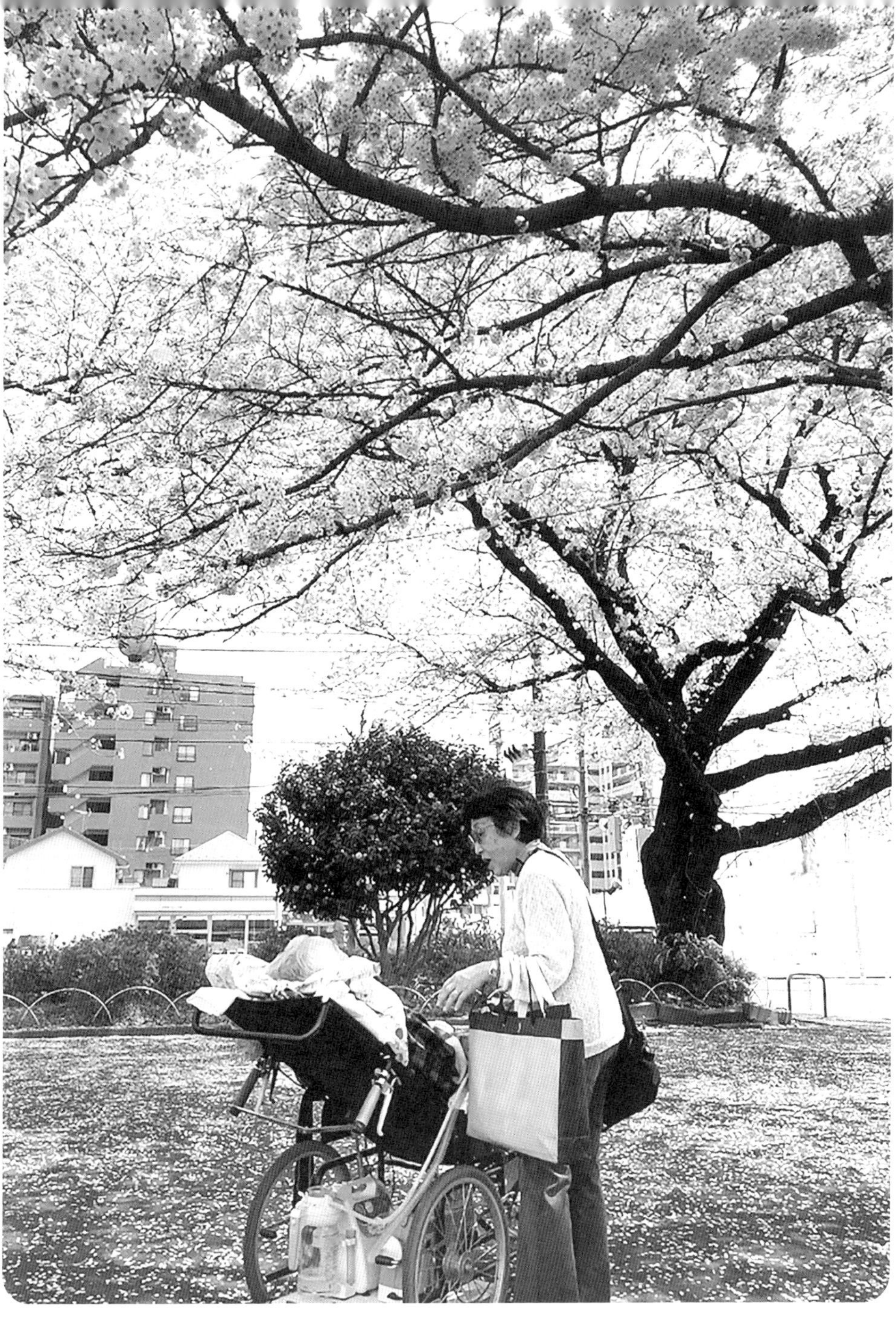

「春にお花見に行きますか」

撮影と語り◉河野さん

「仕方ない」という思いで過ごした入院生活

私は訪問看護師として、この半年ほど、堀江さんご夫婦とかかわっています。

ご主人の尚志さんは、筋萎縮性側索硬化症（ALS）です。これは運動神経が障害され、からだを動かすのに必要な筋肉が徐々に痩せて力がなくなっていく病気です。人工呼吸器をつけて五年になります。最初の三年間はご自宅で療養されていました。そのころは表情が豊かで「イエス」も「ノー」も、はっきり示していたそうです。ところが、奥さまのみゆきさんが間質性肺炎になってしまい、介護ができなくなったので、長期療養型の病院に入ることになりました。入院中は、少しからだを動かすにも手間がかかるので、必要な医療的ケア以外のことをしてほしいとは、なかなか言い出せなかったそうです。その生活を一年近く続ける中で、すべての身体機能が低下し、顔の動きもほぼなくなって、コミュニケーションが難しくなっていました。

みゆきさんは、尚志さんの体調が悪化したことにとても罪悪感を抱いていました。彼女によれば、尚志さんはすごく我慢する人。みゆきさんの病気によって、自分も入院しなければならなくなったけれど、愚痴は一切言わず、家に帰りたいと漏らすこともなかったそうです。「仕方ないんだ」といろいろなことをあきらめながら過ごしてきたと振り返りました。

「本当はもっと言いたいことや、やりたいことがあると思う。夫はそういう人なんです」

「少しの幸せ」を生み出したい

尚志さんは長期療養型病院を退院後、私が勤務する訪問看護ステーションに併設のデイサービスにいらっしゃるようになりました。秋口のことです。入院中は寝たきりだったので、からだを少し起こしただけでも手足が紫色になってしまう状態でした。そこで、まずは車いすに座ることをめざしたのです。尚志さんの反応や顔色、末梢循環の状態をチェックしながら、車いすで過ごす時間を少しずつ長くできるよう回復をはかりました。

はじめのうちは、尚志さんからの積極的な反応はありませんでした。それでも、本人が何をしたいのか考えて、「外へ出てみますか」などと、日ごろから問いかけるようにしました。ある日、「春にお花見に行きますか？」と聞くと、眉をピクッと動かしたのです。私は「イエス」のサインだと受け取りました。お花見に行くのを目標にすると、それまでは車いすで過ごせる時間が十分や十五分だったのに、初めて一時間近くに延びたのです。

春になり、公園にお花見に行くことができました。夫婦揃って満開の桜を眺めている姿が印象的でした。尚志さんは顔がよく動くようになり、表情も出てきました。デイサービスの帰りには少しお散歩をしています。新緑がまぶしい季節となった今では、みゆきさん用の麦わら帽子を買ったりと、外出のためのアイテムが増えてきています。

私は、利用者さんとご家族が生活の中に「少しの幸せ」を感じられればと考えながら、日々の看護をしています。次はどの利用者さんの「少しの幸せ」を探そうかな……。

患者や家族の希望を引き出す

尚志さんに限らず、言いたいことやしたいことを我慢している患者や家族は多い。特に病院では、普段の医療ケア以外のことをスタッフにお願いするのは申し訳ないと遠慮してしまう。患者自身が自分の気持ちを抑制してしまうのだ。

ＩＣＵでの勤務が長い看護師は、患者にテレビを見てもらっていたら、家族から「こんな状態なのにテレビを見せてもらえるんですね」と言われて驚いた経験があるという。そのときに、患者や家族はきっと、「こんなひどい状態なのに、いつもと同じようにあれこれ望んではいけない」「入院中はこんなことはできるわけがない」と思い込んでいるのだ、と気づいたそうだ。確かにＩＣＵではできないことも多い。だが、希望を口にすることをためらう必要はない。

先の看護師は「無理かもしれないと思うことでも言ってみてください。実現するための方法を一緒に探します」と伝えているそうだ。患者が遠慮せずに希望を言える環境をつくること、希望をかなえる方法を共に探すこと、それこそ、看護師がいる意味ではないかと熱く語る。

一つの願いがかなうと、次の願いも生まれてくる。尚志さんはずっと「仕方ない」と我慢する生活をしていた。しかし、お花見がかなったことで、堀江さん夫婦は「この人たちなら、希望を言ってもいいのだ」「願いをかなえてくれるのだ」と気づいたのではないだろうか。期待されるのは、看護師にとってもうれしいことだ。

「何かをしたい」という感情は思いがけない力を生む。その力は当事者や家族だけでなく、スタッフにも及ぶ。周囲もその願いをかなえるために取り組むからだ。一つ目標が決まれば、他職種も一斉に同じ方向を見て進み始める。目標が実現したときの達成感を知ればなおさらだ。ケアを提供する側の自己満足もあるかもしれない。でもそれが次につながるとしたら、自己満足も悪くない。

病院の看護師には知ってほしい自分の行うケアのその先を

病院での勤務経験しかない看護師は、退院後に患者がどのような生活を送るのかイメージできない人が多い。病院で行うリハビリのその先が、夫婦揃ってお花見をしている姿につながっているとわかったら、きっと自分が実践しているケアに肯定感を持つことができるだろう。

しかし、病院では、「少しの幸せ」に出会える機会が乏しい。ケアをする側の肯定感を高めること自体が難しい環境だ。ケアの先にある喜びを知らない看護師は、今自分がしているケアに意味を見いだせない。やってもやらなくてもどっちでもいいと思ってしまうこともあるかもしれない……。

入院してきたこの人が普段どんな暮らしをしてきたか、病院から帰ってやりたいことは何なのか、入院するに至った原因ではなく何をめざして入院してきたのかがわかったら、病院の看護師も一瞬にして、その人の願いをかなえるためのチームに加わることができるのではないだろうか。どうしたら病院の看護師に、そのケアの先にある喜びを伝えることができるだろう。

河野さんの気づき

患者や家族から「お花見に行きたい」と言われれば、それを目標に設定し、クリアすべきことを一緒にやっていく。これは、在宅看護の良さの一つだと思います。達成感は、確かに看護師の自己満足かもしれませんが、それがまた患者の新しい目標や夢を見つけるきっかけになるのなら、自己満足もいいのではないでしょうか。自分のためが、誰かのためになるのなら。

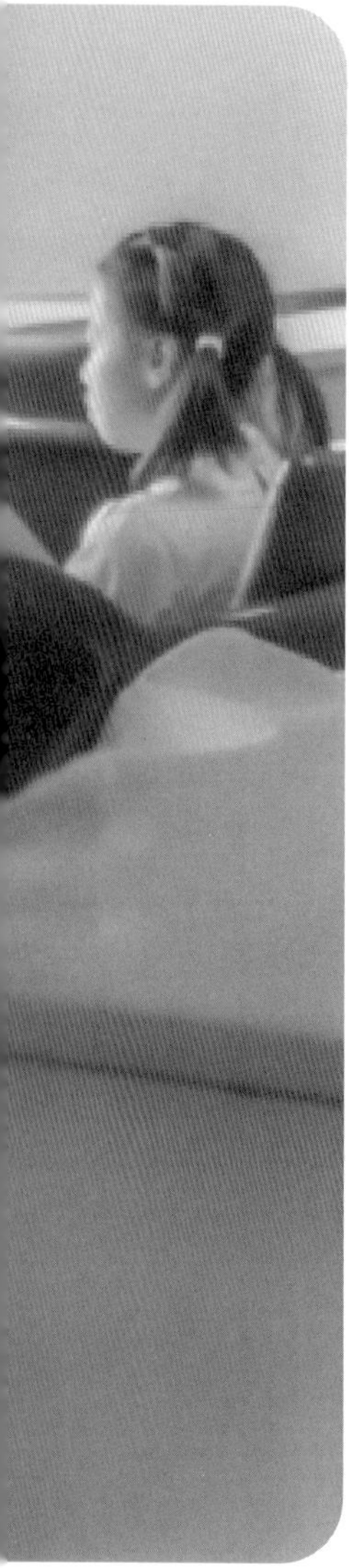

「きょうだいを主役にしよう」

入院患児のきょうだいは、感染予防のために病棟には入れない。親を待つ間､病院のロビーで長い時間を過ごす。柏木さんが勤務する小児病棟では、多職種による支援チーム「きょうだいレンジャー」を結成。日々のかかわりの中で、きょうだいと直接会話し、きょうだい同士をつないでいる。

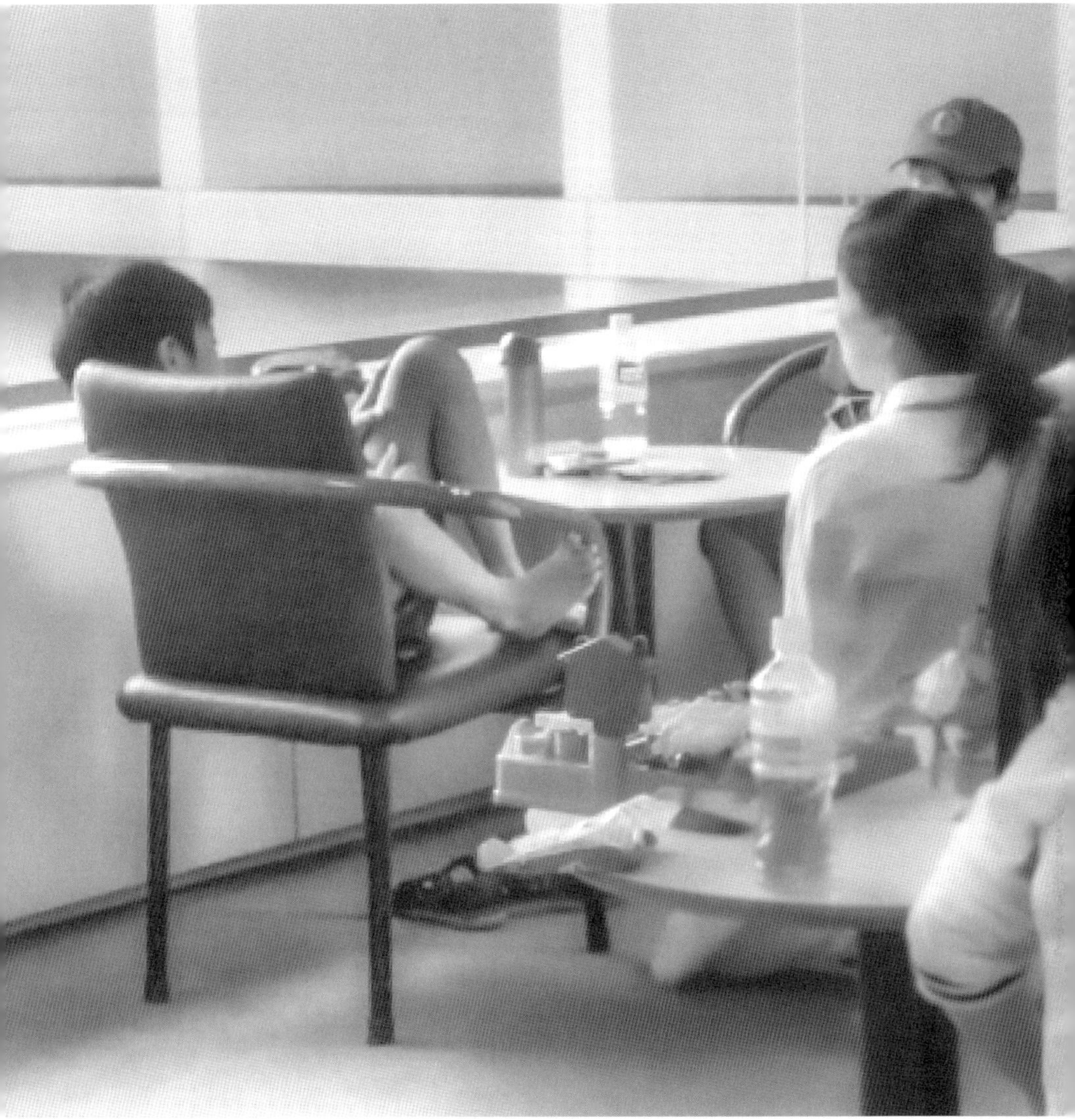

（撮影と語り◉柏木さん）

「きょうだいレンジャー」結成

私は小児病棟に勤務する看護師です。入院している子どもの中学生未満のきょうだいは、感染予防のために病棟には入れないことになっています。そのため、多くの時間を自宅での留守番や習い事、または病院ロビーで過ごしています。中には、不安や後ろめたさなど、親にも言えない複雑な思いを抱えている子どももいます。しかし、きょうだいに生じる問題は複雑である一方で気づかれにくく、直接的な支援はほとんどありませんでした。

そこで、私が勤務する小児病棟では二〇一二年に、きょうだいの支援チームとして「きょうだいレンジャー」を結成しました。レンジャーは多職種からなり、心理士や保育士、チャイルド・ライフ・スペシャリストといった、子どもの頑張る力をサポートする専門職が含まれています。

レンジャーは「きょうだいを主役にする」「医療にかかわってもらう」「きょうだい同士のつながりを支える」という三本柱を使命に活動しています。具体的には、きょうだいに病気の説明をしたり、院内を案内したり、来院時にポイントが貯まるカードをつくったりしました。

きょうだいの不安をなくして楽しみをつくる

きょうだいへのかかわりは、早いうちから始めることが大切です。入院が決まった直後は、ご両親もパニックになっているので、ゆっくりお話しする機会はありませんが、一週間ほどして落ち着きを取り戻し、病院の雰囲気に慣れたころを見はからって、きょうだいレンジャーの活動を紹介し、きょうだいを病院に連れてきてもらう機会を相談してみます。

来院してくれたきょうだいには、医師から病気の説明をして、お見舞いをしてもらいます。やはり、急に家からいなくなった病気のきょうだいのことを心配していたり、どのように過ごしているんだろうと気にかけている子が多いです。そこで、こんなところで過ごしているんだ、周りにはこんな人たちがいるんだ、と実際に見てもらいます。最後に「今度、病院に来たときは必ずレンジャーを呼んでね」と声をかけておくと、自分にも関心を向けてもらえたと、すごく喜んで「わかった」と答えてくれます。

きょうだいが来院するたびに一ポイントが貰え、貯まったポイントでおもちゃと交換できるという、ちょっとしたお楽しみをつくっています。きょうだいにとっては、病院に来るとちょっぴりいいことがあるってことですね。スタッフにとっても、直接きょうだいの名前を聞いて顔見知りになる機会でもあります。

そのほか、春休みと夏休みの年に二回、イベントを開催しています。イベントでは他部署にも協力してもらって、普段は入れない病院の裏側を探検してみたり、病院食の試食をしてみたりと、その日は特別に病棟の中に入って家族での時間を過ごせるようにしています。

このような活動を続ける中で、少しずつ病棟全体に「きょうだいも支援の対象」という意識が根付いてきました。今、ロビーは親を待つだけの場所だけでなく、スタッフとのコミュニケーションの場となり、さらには別のきょうだい同士がつながるピアサポートの場ともなっています。

子どもといえども、事実を隠さずに向き合う

病院に患児のきょうだいを連れて来ることをためらう親もいれば、自分が患児に集中するために、きょうだいには元気に普通の日常を過ごしてほしいと思う親もいる。

柏木さんは、普通の生活を送っているように見えるきょうだいでも、実は傷ついていたり、親にも言えない不安や複雑な思いを抱えていることが多いという。例えば、きょうだいが病気なのに自分は健康でいいのだろうかという後ろめたさ。さらには病気の原因について、「けんかをしたとき、自分が〝死ね〟と言ったから、病気になっちゃったんじゃないか」などと、狭い世界の中で想像してしまっていることもあるそうだ。

きょうだいは病院のロビーで親を待ちながら長い時間を過ごす。スマホを見たり、ゲームをしたり、時にはそこで食事をしたり。その間に親は何回か様子を見に戻るが、何時間にも及ぶ待ち時間に、きょうだいも大変な思いをしているのだ。

だが医療者は、小児が入院した場合、支援対象と考えるのは患児と親が中心であり、きょうだいまで気を配る余裕がない。家族支援の場として家族会はあっても、きょうだいの会はあまりないと思う。

だからこそ、きょうだいレンジャーの存在は大きい。きょうだいにも実際を見てもらい納得してもらう。大切なのは、きょうだいを蚊帳の外に置かないこと。相手が子どもといえども、事実を隠さずに話し、きちんと向き合うことなのだ。

レンジャーのメンバーは「あなたは十分頑張っている。本当に助かっているよ。ありがとう。でも、困ったことや心配なことがあれば、いつでも言ってね。なぜなら、私たちはあなたの仲間だから」と、メッセージを送り続けている。

レンジャーの活動は患児にとってもよい影響を及ぼしている

病院のロビーはくつろげる場所ではない。それでも、きょうだいは自分たちだけで長い時間を過ごすことに慣れている。顔見知りになった病院のスタッフや他のきょうだいたちとコミュニケーションできる場と感じられたら、居心地は変わってくるだろう。レンジャーの活動は常時行われている。きょうだいたちと話をし、時には他のきょうだいとつないで仲間づくりのお手伝いもする。

レンジャーの活動は、患児にとってもよい影響があるようだ。直接きょうだいに会えないときも、「そこのロビーに来ているんだよ」と聞くだけで患児は喜ぶ。直接会えるとなればなおさらで、初回のお見舞いやイベント時には、「早く来ないかな」と待ちわびているという。家族としての一体感が感じられる時間はとても大切だ。

感染の問題はあるが、見舞いの頻度を増やせたら、と柏木さんは考える。また、もう少しきょうだい同士をつなぐ取り組みを考えたいとも言う。「きょうだいレンジャー」は創造的な看護の実践だ。このような取り組みがもっと広がるといい。

柏木さんの気づき

「きょうだいレンジャー」の取り組みに共感いただけたことを嬉しく思う一方、まだまだ“特別”な活動なのだと感じました。ネーミングが個性的で人々の印象もいい。でも、この活動が当たり前のこととして病院に根付いていけば、わざわざ名称をつける必要はありません。きょうだい支援が特別なものでなくなること、そして、全国各地に広がることが、今の私の目標です。

「添い寝は〝寄り添う看護〟の具現化」

認知症がひどくなった千代子さんは、病院内を徘徊し続けていた。寝る場所がわからなくなってしまったのではないかと考えた看護師は、まず自分が布団に入って見せた。つられるように横になった千代子さんの背中をトントンとさすると、彼女は安心したように眠りについた。

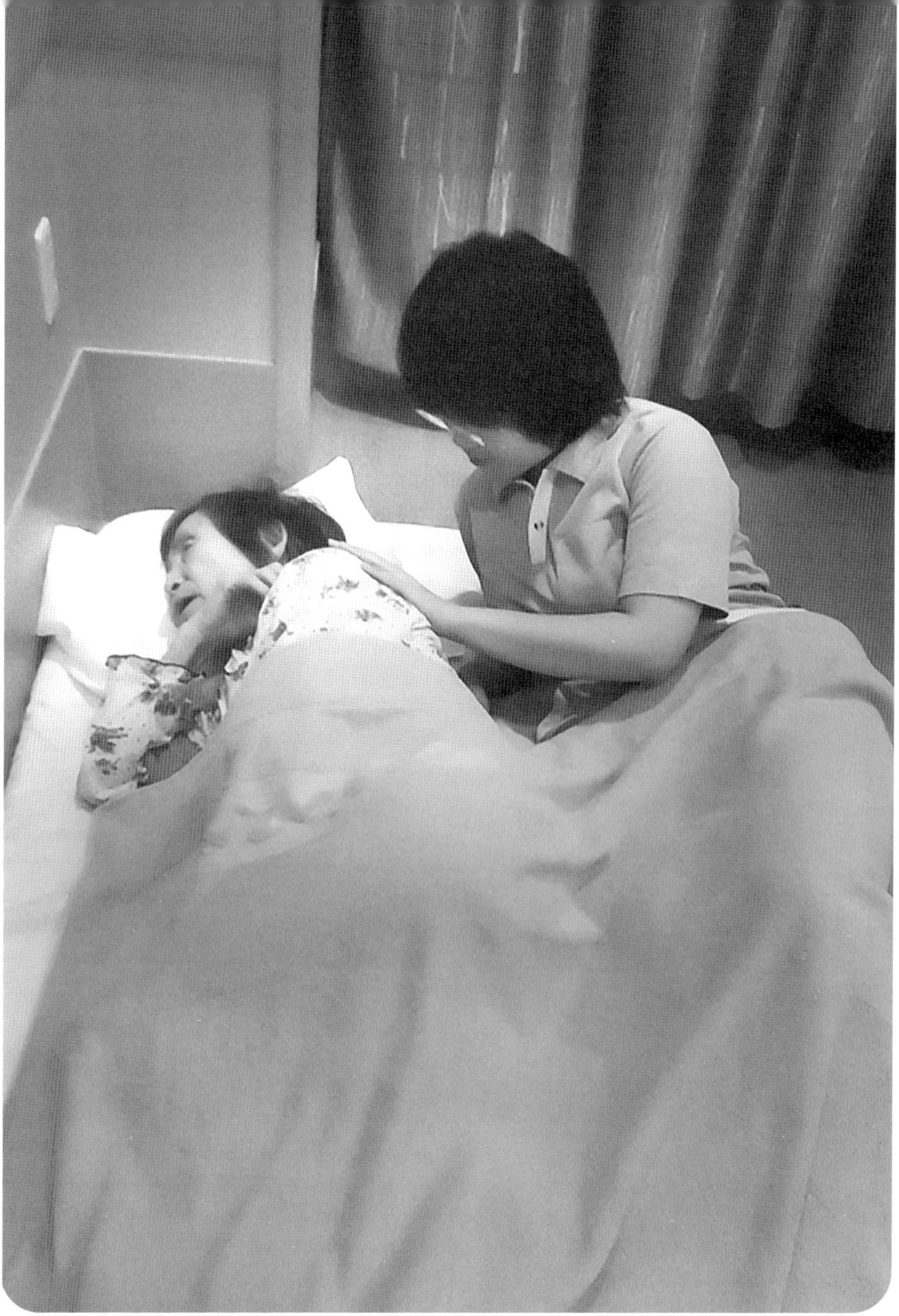

179　「添い寝は“寄り添う看護”の具現化」

撮影と語り◉澤口さん

看護師が添い寝を始めてから、布団で休めるようになった

千代子さんにはＢＰＳＤ*があり、自宅での生活が困難になったため、私たちの慢性期の病院に入院してきました。ＢＰＳＤは、認知症の中核症状に付随して起きる二次的な症状で、周囲の人とのかかわりによって行動や心理に変化が生じることを指します。変化の様相は人によって異なりますが、徘徊や暴言・暴力、不安・焦燥、幻覚などが挙げられます。

千代子さんは、疲れて足をひきずるようになっても院内を歩き続けます。かと思えば、突然、その辺にある椅子で寝てしまいます。ゆっくり休むことができない状態でした。

〝心と身体に寄り添うケア〟が当院の方針です。私たち看護師は千代子さんがどうして休めないのかを考えました。そして、「ここが自分の休む場所とわからなくなっているのではないか」と思ったのです。

ご自宅では布団で寝ていたとのことでしたので、個室のベッドを他に移して、代わりに布団を敷きました。それから、まずは看護師が、着替える動作をしてから布団に入り、「こうして寝るのですよ」と見本を示しました。すると、千代子さんは「あー！」と理解してくださったように声を上げ、ちゃんとパジャマに着替えて布団で寝ることができたのです。ただ、まだ少し落ち着かないようでした。人肌を感じられるように一定のリズムで千代子さんの背中をトントンとさすると、本当に安心して休まれました。

それから毎日、同じことを続けていると、千代子さんは「自分が寝る場所はここなんだ。ここで休ん

＊ Behavioral and Psychological Symptoms of Dementia

でいいんだ」とわかったようでした。添い寝を始めて一〜二週間後ぐらいには、就寝までのリズムができてきました。夕食が終わったら少し歩き、七時過ぎには看護師と一緒に部屋に行ってトイレを済ませ、着替えて寝ることができるようになったのです。夜勤の間、看護師が千代子さんに添い寝をしているときは、介護スタッフが他の患者さんの安眠を見守っています。

「この人は何に困っているのかな、どうしたいのだろう」と患者さんの立場に立って対応を考えたことで、よい結果が出せたと思います。

他の人への思いやりの気持ちを取り戻す

千代子さんには別の変化も見られるようになりました。それまでは、他の患者さんに対して「何しとるんや！」などと攻撃的なところもあったのですが、看護師が添い寝をするようになってからは、人を思いやることができるようになったのです。「そんなとこで寝てないで、こっちきい」と他の患者さんに声をかけたり、「あの人、お腹すいとるんと違うか。なんか飲ましてやりや」とスタッフに言うなど、すごく優しくなりました。

もともと、千代子さんは優しくて世話好きな人でした。スタッフと一緒に過ごしたり、触れ合ったりする時間が増えたことで、本来の状態に戻ってきたのかもしれません。自分がしてもらって嬉しかったことを他の人にも返そう、という気持ちが芽生えたことも添い寝の効果だと思います。やはり、人のぬくもりって、とても大事なんですね。

手のあたたかみ

看護小規模多機能型居宅介護で夜勤をしている別の看護師も、添い寝の効果を実感していると言う。一緒に横になっているうちに、先に看護師がウトウトするようなことがあると、利用者がむくっと起き上がって、頭をなでてくれるそうだ。いつもケアされている立場の人にとって、自分が人に何かをしてあげられる、というのは心が落ち着くことなのかもしれない。看護師自身も癒される。

添い寝は寄り添う看護の具現化だ。しかし、急性期病院で添い寝ができるかというと、実際には難しい。感染管理の問題以前に、添い寝自体、病室では想定外のことだろう。ある若い白血病患者の女性に夫が添い寝をしているのを巡回中の看護師が見つけ、大騒ぎになったことがあるという。病院での添い寝は〝事件〟なのだ。

もちろん、添い寝でなくても看護師にできることはある。眠れなくて困っている人のベッドサイドに行って、手を握ったり、背中を優しくなでるだけでも、大きな効果がある。誰かそばにいてくれる人がいる。一人じゃないんだ、大丈夫なんだ、と安心できることが大切なのだ。薬ではなく、人のあたたかさが効果をもたらす。それは、とても看護らしい。

経験したことだからではなく、自ら考える力をつける

添い寝はBPSDの千代子さんに絶大な効果があった。しかし、そこに至るまでの過程には、患者の困りごとの本質を捉えた対応があった。まず、千代子さんが疲れ果てても歩き続けているのは、休む場所がわからないからではないかと考え、ベッドを布団に変えることで、入院前の生活に似た環境をつくった。そして、看護師が着替えや布団に入る動作もやって見せた。さらに、添い寝を

しながら背中に触れて、千代子さんが安心できるようにした。

人の脳には、他者の行動を鏡のように映す神経細胞があるという。動作を真似ることで、理解を深めようとする仕組みらしい。さまざまなことがわからなくなっている千代子さんにとって、看護師の行動はからだの奥に働きかける効果があったのだ。

添い寝は看護の教科書では学ばない。臨床現場で、試行錯誤を重ねて生み出されたケアだ。素晴らしいケアであれば「経験したことだからできる」のではなく「経験していなくてもできる」ものにすることが望ましい。そのためには、手法や結果だけでなく、症状の分析結果や、ケアを選択するに至った思考過程を伝えることが大切。特に介護職が相手の場合は、医療的な専門知識などの面で看護師とは差がある。「○○はわかるけれど、××はわからない当事者にとって、今の言動は□□という意味があるのではないか。この場合、以前に△△というケアが効果的だった」と経験談を交えつつ、順を追って説明するとよいだろう。

だが、経験を教えてもらうだけでは、自分で考え、新たなケアを生み出す力は培われない。経験に理論的な裏づけをし、共有することが必要だ。

澤口さんの気づき

研究会をとおして、参加者からの称賛を受け、自分自身も病棟スタッフも、自分たちのケアを誇れるようになりました。他の患者さんのケアに自信を持って取り組めるようになったと思います。今後もこの経験を生かし、よいケアを提供できるよう、頑張っていきたいと思います。

Cheer

ケア提供者へのエンパワーメント

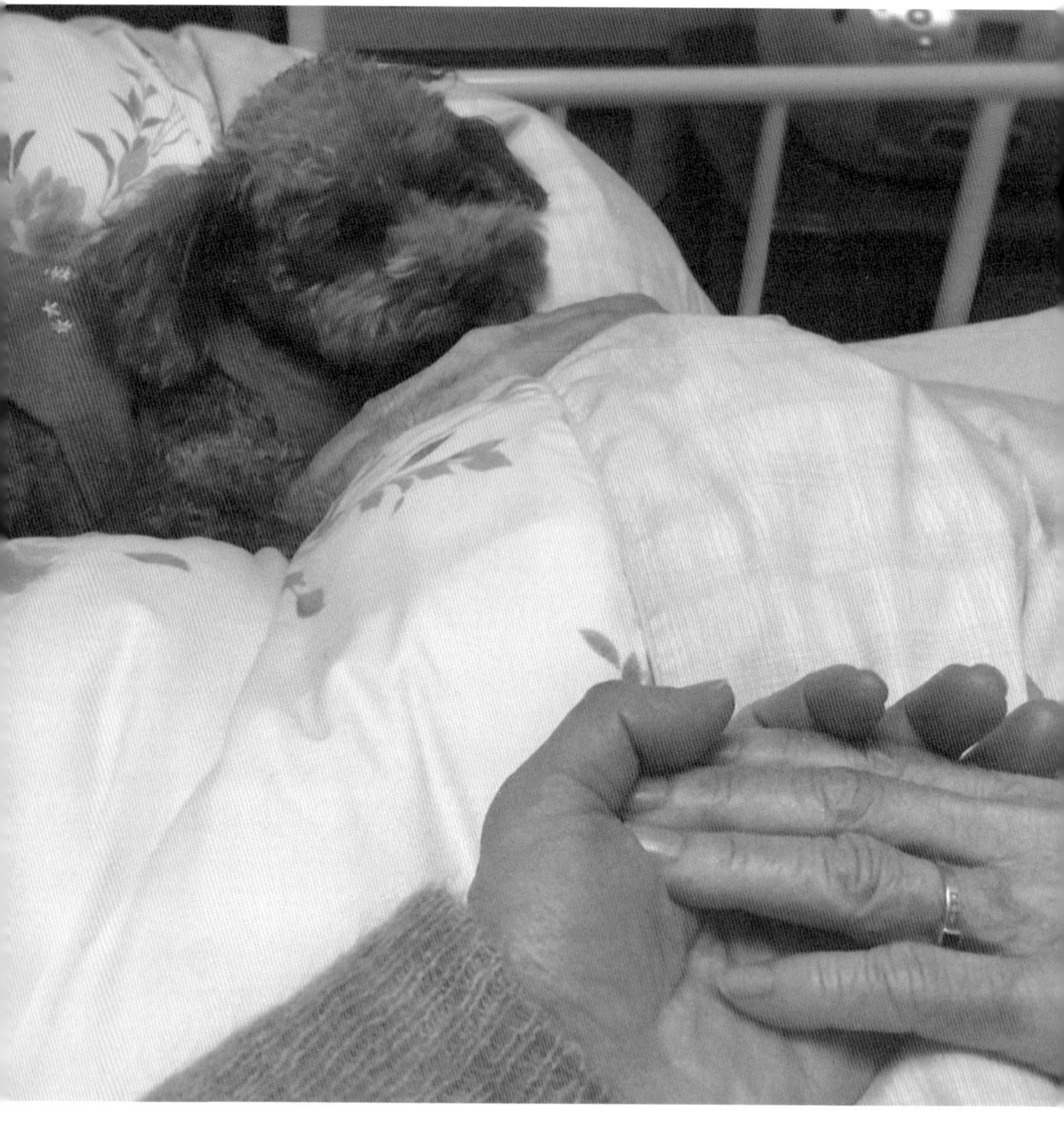

「家で過ごせたのは看護の力があったからだね」

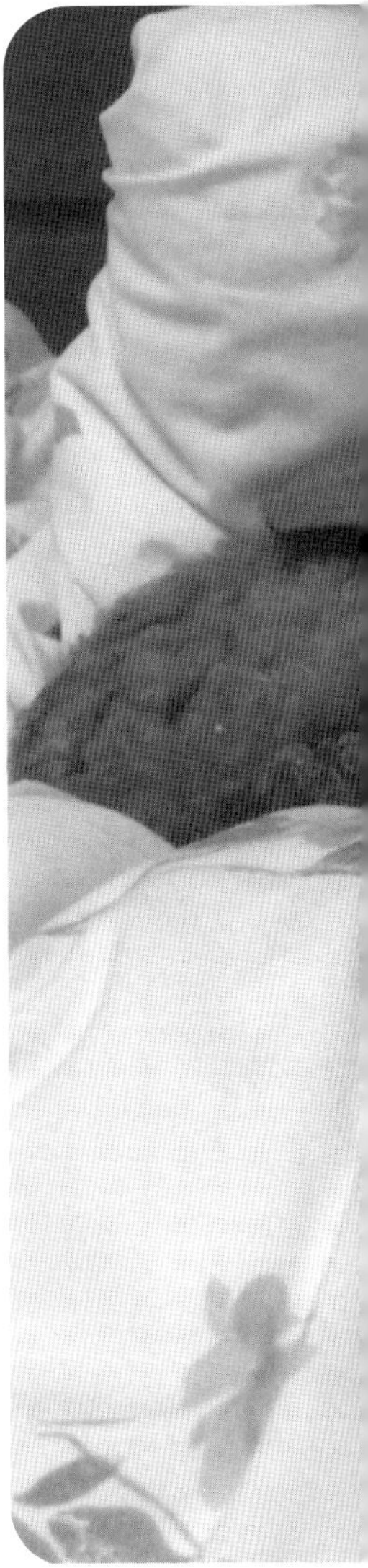

朝川さんの母は、娘夫婦と愛犬に見守られながら自宅で闘病生活をしていた。重ねられた手は母娘のもの。訪問看護師としての経験が長い朝川さんは、病状の経過を予測し、前もって必要な環境を整えた。それは夫を何度も驚かせることになる。

撮影と語り◉朝川さん

マジックを見るようだった

母は、肺がんと診断され、六カ月を自宅で過ごした後に亡くなりました。母が元気だったとき、「もし、がんとかの病気になったら、教えてほしい？」と聞いたことがあります。母は「嫌だよ、おっかない」と言っていました。でも、徐々に症状が悪くなっていくので、腫瘍ができていることを話し、治療を選択してもらう相談をしたのです。

母の返事は「入院はしたくない。ずっと家にいたい。今はなんともないし」。状況が理解できていたかどうかはわからないけれど、とにかく自分で積極的な治療を受けないことを選び、家で過ごしました。麻薬を使うほどの痛みも訴えず、酸素を使うような呼吸苦もありませんでした。だんだんと、何をするにもすごく疲れると言うようになって、自然と寝ている時間が長くなっていきました。

私は訪問看護師として、二十年間にわたり、多くの利用者の看取りにもかかわってきました。そのとき自宅で起きていることは、これまで訪問看護で体験してきたのと同じでした。私は母の状態を見ながら、次に何が必要かを考えて環境を整えていきました。最初は介護ベッド、オムツや吸いのみ、それからエアマット、痛み止めの麻薬、そして訪問診療医といったように。

私が次々とさまざまなものを用意するのを見るたびに、夫は「そんなもの、必要なの？」と驚きました。でも、翌週ぐらいには「ああ、用意しておいてよかったね」ということになるのです。葬儀の後で、夫は「マジックを見るようだった」と振り返っていました。同じように母の状態が悪くなっていくのを見ながらも、自分は何をしたらいいか一つも思いつかなかったのにと。そして、「家で過ごせたのは、看護の力があったからだね」と言ってくれました。

母は亡くなる二週間前まで私の介助で入浴をし、五日前まで家族の介助でトイレまで歩いていました。そして、ある朝、私がからだを拭いて着替えを手伝った後に、息を引き取ったのです。

どんなに一生懸命ケアをしても、大切な人だから後悔は必ずある

葬儀の後、私は後悔の気持ちに襲われました。そして、在宅で多くの看取りにかかわってきた自分がそのような気持ちになることに、とても驚きました。さまざまな人が私をねぎらい、母は幸せだったと声を掛けてくれました。私もこれまで、利用者さんのご家族に同じようなことを言ってきました。「よく頑張られましたね」「ご本人は幸せですよ」「だから、後悔することはないですよ」などと。

看護師の私は、母は幸せな最期だったと思います。でも娘の私は、もっとできることがあったんじゃないかと思って。ちょうど修士論文の締め切りが迫っていたので、母の隣でパソコンを打つこともありました。でも、その手で母の手を握っていればよかった。そんなことをするよりも、毎日、母のからだを拭いてあげればよかった、母に感謝の気持ちを伝えればよかった……。

どんなに一生懸命に考えてケアをしても、大切な人だから後悔は必ずある。そして、理屈では割り切れない感情が家族にはあるのだということを、母は最後に教えてくれました。

看護の本質を周囲に伝えることの難しさ

朝川さんの夫は思ったに違いない。

「今、ベッドで寝ているのに、さらに介護ベッドが必要なのか？」

けれども、朝川さんは母の状態を見て、介護ベッドのほうが起き上がりが楽だと判断したのだ。夫の目に〝マジック〟と映った行動は、看護師である朝川さんにとってはマジックでもなんでもない。だから、「家で過ごせたのは、看護の力があったからだね」という言葉さえ、あまりピンときていない。

看護師がどのような仕事をして、どのような役割を果たしているのか。それは、看護師以外の人にとってはわかりにくい。だからこそ看護師自身が周囲に発信していくことは大切だ。しかし、それはとても難しいことでもある。患者や利用者の症状を見て、経過を予測して、必要なものを準備すること。確かに、これらは看護の力があって達成できるものだけれど、看護の本質かと問われれば、それだけではない。どんな言葉にすれば、看護の真の力を人に伝えることができるのだろうか。

理屈では割り切れない感情にはただ寄り添う

朝川さんは母を亡くして初めて、看取りを経験した家族には、どんなに手を尽くしても後悔があること、理屈で割り切れない悲しみがあることを実感した。そして、二十年間の訪問看護実践を振り返り、そこまで理解してかかわれていただろうかと、これまで出会った利用者に申し訳ない気持ちになったと言う。

別のある看護師も、夫を看取った後、まわりの人たちの言葉が何一つ頭に入ってこなかったと思い返す。自分以外が考える悲しみのレベルと、自分の悲しみのレベルが違い過ぎたから。それを機に、看護師としての自分は、「悲しみのまっ只中にいる患者や家族にアドバイスすることはもうやめよう、ただ、その人たちの話を聞こう」と心に決めた。

朝川さんはその後に病院勤務となったので、もう在宅での看取りにはかかわっていない。しかし、看取りの相談を受けたときには、本当に大切な人だからこそ、どんなに手を尽くしても必ず後悔はある、と自分の体験を含めて伝え、「だから、今いいと思うことをやりましょう」と話すようになった。

看取りに関する知識があればあるほど、深い悲しみの渦中にある人を前に、理性的に言葉を重ねてしまうかもしれない。だがきっと、理性的な声は届かないのだ。どれだけ看護師としての経験を重ねても、看取りにかかわるのは難しい。

看護師としての知識や経験に加えて、自分と同じ実体験を持つ人の存在は、患者や家族にとって大きな支えになることだろう。

朝川さんの気づき

母の看取りをとおして看護師として感じたことは、わかった気になったらもう違っているということです。経験を重ねれば重ねるほど、本人や家族の気持ちをわかった気になりやすいけれど、わかるはずがないという当たり前のこと。わかりたいという願いと、全部はわからないと知っている謙虚さを忘れないようにして、もう少し看護の仕事を続けていこうと思います。お母さん、ありがとう、頑張るね。

「夢の中でもやっぱり
いい看護師さんだった」

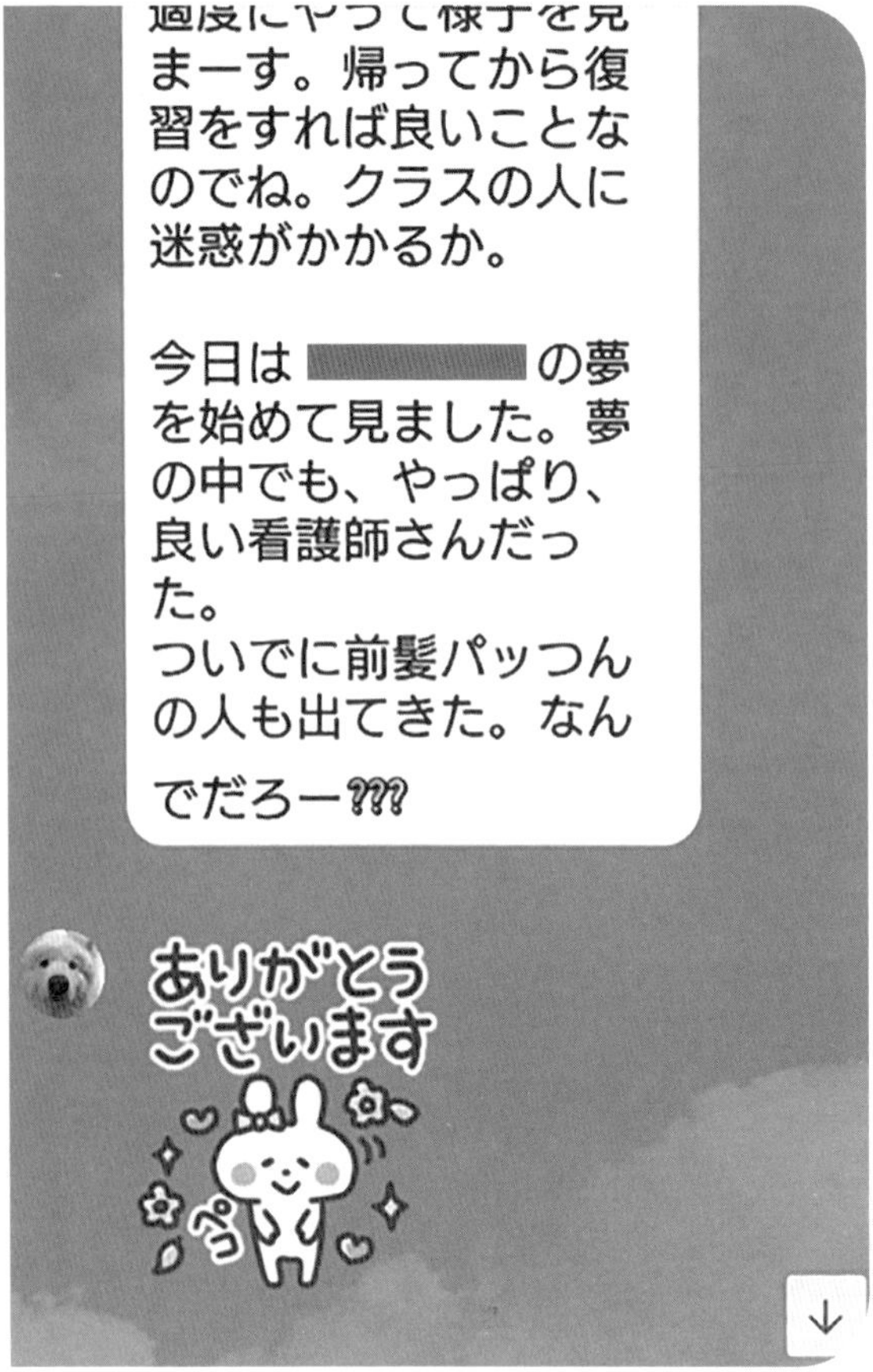

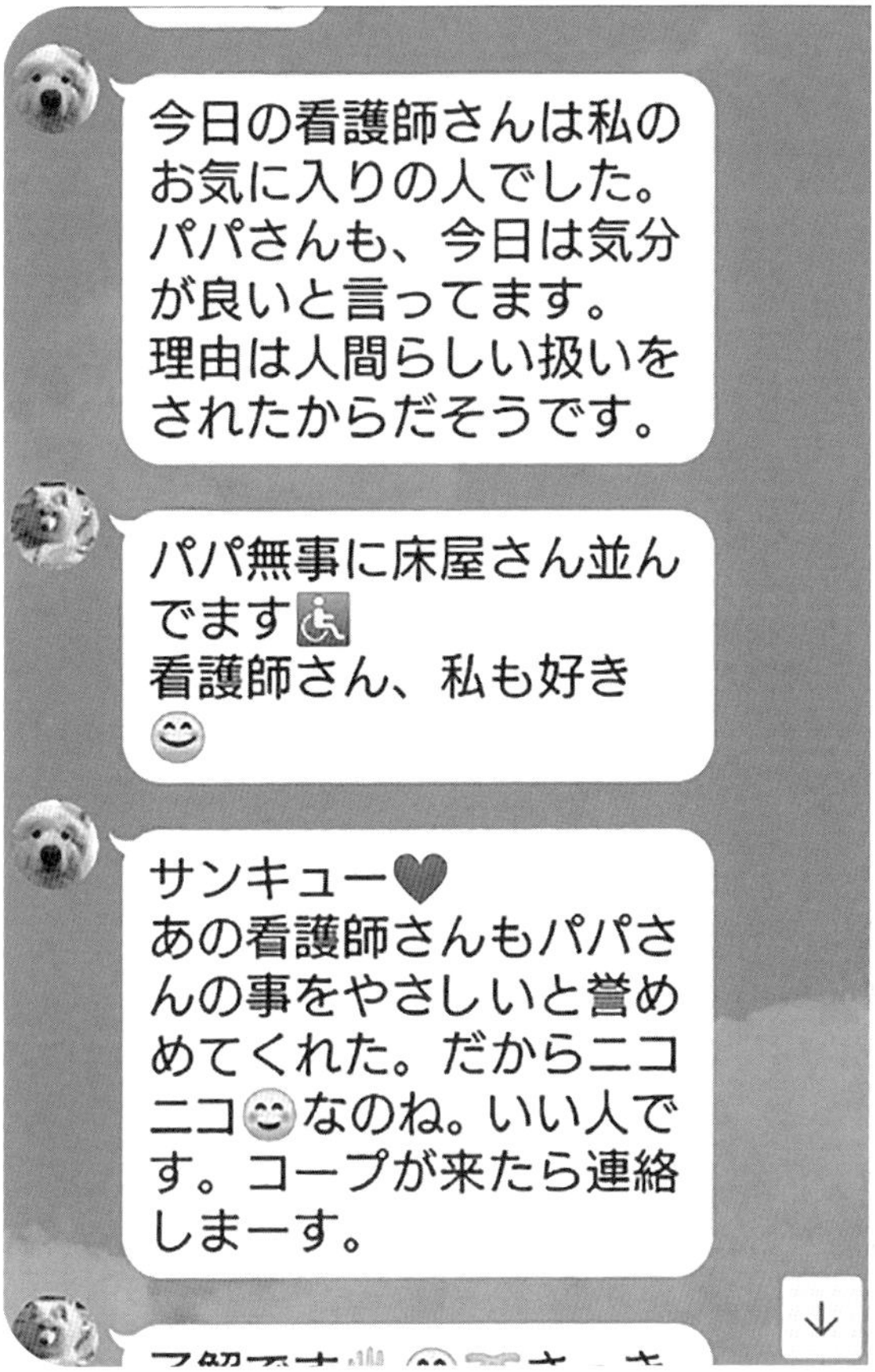

戸倉さんの家族LINE。話題はどちらも看護師について。1年前に夫を亡くした妹は、当時の看護師の夢を見て、「夢の中でも、やっぱり、良い看護師さんだった」と伝えてきた。(右)入院中の父に付き添っている家族のLINEは、父も家族も大好きな看護師のこと。父がその人を好きな理由は「人間らしい扱いをされたから」。(左)

（撮影と語り◉戸倉さん）

つらい中でも受けた看護を思い出すことで癒される

右の画像は私と妹とのＬＩＮＥです。妹は約一年前、夫を緩和ケア病棟で看取りました。夫の死後しばらくしてから、妹はお世話になった医療者に直接お礼を言いに行こうと考えましたが、当時のことを強く思い出す病院に足を運ぶことはできませんでした。そんな妹がお世話になった看護師さんの夢を見てＬＩＮＥで連絡をしてきました。

私は妹が当時のことを思い出して、つらくなったのではと心配になり、電話をしました。すると、妹は「夢からさめたら、悲しいけれど優しい幸せな時間を思い出したから大丈夫」と話してくれました。

入院中、義弟は終末期せん妄がひどくなってワーッと歩き回ることがよくあり、そんなときは、看護師さんがカフェオレや甘いものを出して落ち着かせてくれました。最期に意識がない状態になってからは、義弟のベッドのそばに妹が寝る場所をつくり、添い寝ができるようにしてくれたりもしました。

妹は夫の死後もまだ暗闇にいるような状態だったのに、受けた看護が素晴らしかったから、その看護を思い出すことで癒されるのだと、あらためて看護の持つ力を再認識しました。妹に電話をかけた後、ふとＬＩＮＥを見直したら、「ありがとうございます」のスタンプが押されていることに気づきました。これは私に向けたものではなく、妹から看護師さんに対する無意識のうちのメッセージだったのでしょう。

人間らしい扱いをされたから

左の画像は父の入院中に付き添っていた家族のＬＩＮＥです。父は右の大腿骨を骨折して入院し、術後せん妄のため拘束されたりしましたが、経過は順調でした。ところが、リハビリテーションが終了し退院したその日に、マンションの入り口で転んで、今度は反対側の大腿骨を骨折してしまったのです。それで、同じ病院から同じリハビリ病院へという、まったく同じルートをたどることになりました。

再入院した父は要注意患者になっていました。「前回より認知症がひどくなっているから、また転ぶ」と有無も言わさずに拘束すると言うのです。再入院したときの看護師さんの第一声が「大丈夫ですか」ではなく、「拘束してもいいですか」だったので、家族は傷つきました。急性期病院にいるうちはしかたないのかと思いましたが、リハビリテーション病院に移ってからも、シートベルトをつけましょう、拘束をしましょう、ベッドを柵で囲いましょう、ってしつこく言われたんですね。でも、家族は父をそんな状態にしたくないので、交代でずっと付き添っていました。父も家族もヘトヘトで、暗い気持ちになっていました。

そんな状況であっても、ある看護師さんの存在が私たち家族にとって大きな救いでした。その看護師さんが担当になると父はいつも笑顔がこぼれ、それを見て家族も心がなごみました。父をちゃんと尊重してくれて、父が嫌だと言ったことに対してはどうして嫌なのか聞いてくれたりする。そんな小さな積み重ねがあったから、家族みんなも、その看護師さんが大好きでした。

よい看護師は名前で呼ばれる

家族が入院すると、話題によく上るのは看護師のことだ。「あの看護師さんがこんなことをしてくれた」と喜んだり、「あの看護師さんにこんなことを言われた」と落ち込んだり。患者や家族にとって、看護師の言動が持つ影響力は大きい。今日の担当看護師が誰であるかを患者や家族はよく見ている。だが、当の看護師は案外、患者や家族の間で自分たちが話題になっていることに気づいていない。

戸倉さんの父の「人間らしい扱いをされた」という言葉にはドキッとさせられる。ある看護師は、戸倉さんの話を聞いて内省した。——忙しいと「看護をしている」のか「業務をこなしている」のかわからなくなってしまうときがある。「仕事の範囲」で物事を考えがちになってしまっていた。「人間らしい扱い」は当たり前のことなのに、と。

看護師の医療的ケアは当然のことだが、患者や家族への気遣いや意向を聞く姿勢などがプラスアルファとなって、患者や家族の記憶に残る。実際に、訪問看護の現場では、患者や家族から、医師や看護師の〝対面の評価〟を聞くことも多い。

心臓血管外科で働く看護師は、術後に麻酔から覚めた患者に「夢の中にあなたがでてきて、ずっとそばにいてくれた」と言われたことがある。それを聞いて彼女は決意を新たにした。「よい意味で心に残る看護師になりたい」と。

よい看護師は患者や家族の間で「佐藤さん」「小林さん」というように、名前で呼ばれる。そうでない看護師は無名である。「あのキツイ言い方をする人」などのように。

看護はその場限りのものではない

看取りの後、看護師は家族のその後がとても気になるし、自分のかかわりについても「あれでよかったのか」「もっとこうすればよかっただろうか」と、よく思う。自分が家族にできることは少ないとも思っている。しかし、患者や家族にきちんと対応すること、思いに沿うことは、家族の記憶に残り続ける。そして、家族が生きる励みや勇気になっていると思う。ある男性は家族の入院経験を振り返る。「看護の力は退院後にこそ実感します」。

戸倉さんの妹は、夫を亡くした後一年経っても病院の近くに行くことができない。あまりにもつらすぎて、夫の死につながる記憶を受け入れられないのだ。それなのに、お世話になった看護師の夢を見たときには、「温かな気持ち」になって、「幸せな入院生活」を思い出したという。看護はその場限りのものではない。時間が経っても残された家族に寄り添い、癒しを与えることができるのだ。

「夢の中でもやっぱりいい看護師さんだった」

家族を亡くした家族からのそんな言葉は、日々、看護を行う者へのエールでもある。

戸倉さんの気づき

家族のLINEを取り上げたのは、患者家族の生の声から、看護の持つ力の大きさを認識したからでした。家族が入院をすると、家族の間で病院でのできごと、特に看護師に関する話題が多くあがります。同じ看護師として聞いていて辛くなるようなこともありました。一方で、患者だけでなく、その家族にも、療養中はもちろん、その後を生きる大きな力を与えることができるのを再認識しました。「このフォトボイスは看護師への応援歌だ」という言葉を耳にしました。多くの看護師に知ってもらい、看護の原動力になれば思いました。

「あなたのマッサージが一番効きます」

新藤さんは足のむくみがひどく、重みと足裏の感覚が鈍くなっており、安全に歩けなかった。利尿剤の管理にとらわれていた若い看護師の南沢さんに、ベテランの林さんは温罨法とマッサージを提案。南沢さんの熱意のこもったケアに呼応するかのように、浮腫はみるみる改善した。

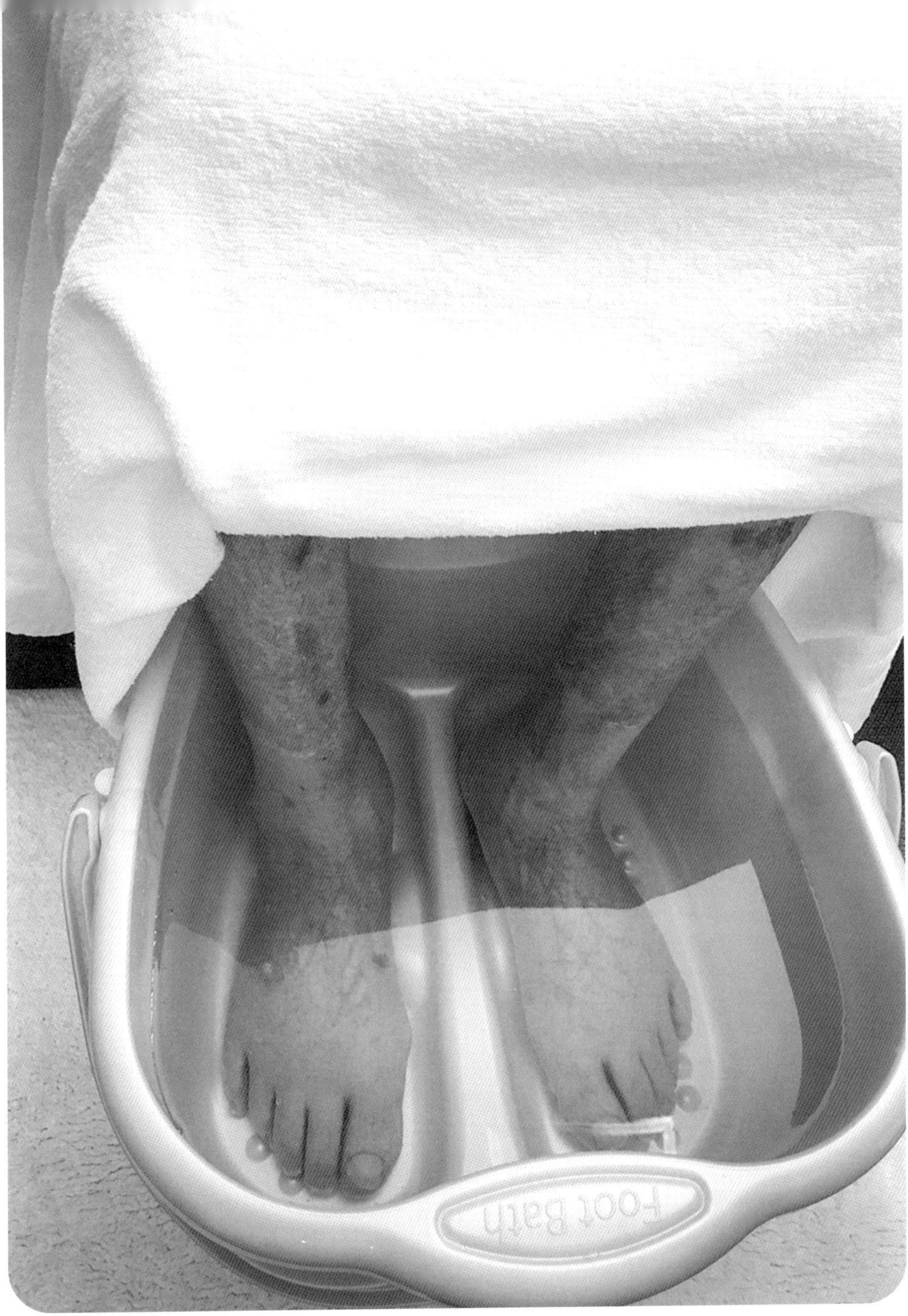
Foot Bath

撮影と語り◉林さん

効果があるなら、ぜひやりたい

私は週に一回、慢性期病院に行って、これまで「診療の補助」中心の急性期看護の経験しかない看護師に、「療養上の世話」中心の看護ケアの実践を支援しています。そこで出会った患者さんが新藤さんです。新藤さんは足首以下に慢性的なむくみがありました。家の庭を世話するのが大好きな人で、リハビリに意欲的に取り組んでいましたが、むくみが重くてすり足になってしまうので、安全に歩くことができない状態でした。

新藤さんを担当しているのは、四年目の看護師の南沢さんです。どのようなケアをしているか尋ねると「利尿剤を投与しています」「車いすに座っていることが多いので、定期的に横になって足を上げてもらっています」との回答。でも私は、新藤さんはリハビリを頑張っているのだから、それは逆効果ではないかと感じました。

それで、「むくみの原因はなんだと思う?」などと聞いてみましたが、そこまで考えたことがなかったみたい。むくみがあったら利尿剤を使うというのが急性期の医療です。そこでの看護の役割といえば「利尿剤でどのくらい尿が出ているか」「そのために水分摂取量が不足して脱水になっていないか」「電解質のバランスが悪くなっていないか」など、データをチェックして医師に報告する、という認識なのです。

私は訪問看護の経験が長いので、新藤さんのような患者さんをたくさん見てきました。これはリンパの流れが滞って老廃物が溜まった状態で、利尿剤やリハビリだけでは改善しないと推測できました。そこで、南沢さんに、温罨法とマッサージが効くことを説明し、「やってみませんか」と提案したんです。

「そんなことは一度もやったことがないけれど、効果があるなら、ぜひやりたい」

南沢さんの答えに、私は早速やり方を教えました。

頑張ったことを自分で認めないと!

南沢さんが毎日、温罨法とマッサージを実行したところ、二週間後には浮腫はほぼ改善していました。写真は改善後の足の状態です。「新藤さん、すごくよくなったね!」と南沢さんに声をかけたら、意外なことに「利尿剤の効果です」と答えるのです。私は「看護の力をなんだと思っているの」と、ちょっと怒っちゃいました(笑)。そうしたら、南沢さんは小さな声で「新藤さんは〝マッサージと足湯が効いたと思う〟〝南沢さんのマッサージが一番いい。おかげで歩きやすくなった〟と言ってくれて、とても嬉しかったです」と、付け加えてくれました。

それで、「マッサージの技術なら、私の方が上。でも、むくみを改善して、歩けるようになってほしいという新藤さんへの思いはあなたの方が強かった。その思いが伝わったから、新藤さんは。あなたのマッサージがすごく効いて歩けるようになったと感じたんじゃないかな」と話しました。ところが、南沢さんは「いや、もうそんな、私なんか全然。おこがましくって」とどこまでも謙虚です。ただ、私は「でも、新藤さんもそう言っているし、あなたの実践の成果を自分で認めないと、同じような人に会ったとき、またやってみようとは思えないよね」と話しました。

患者さんの言葉が私たちを育ててくれる

翌週に、南沢さんから「足がむくんでいる患者さんがもう一人いるのですが、マッサージをするのはどうでしょうか」と提案がありました。よく聞いたら、その患者さんはがんのターミナルで転移の可能性もあるとのこと。新藤さんと同じ方法では症状を悪化させるリスクがあります。そこで、状態別のマッサージ方法を説明し、その患者さんに適した方法を教えました。

今、南沢さんは看護師の手で何かができることに、とても関心を持っています。それは、新藤さんが「あなたのマッサージが一番効いた」と言ってくれたおかげでしょう。患者さんの言葉が私たちを育ててくれるんですね。南沢さんの提案を聞いたときにそう感じました。

ケアする人とされる人の相互作用

看護師は患者から「あなたのおかげ」と言ってもらえると、とても嬉しい。看護師になってよかったと思えるひとときだ。患者の言葉で看護師は支えられ、自信をつけていく。薬の効果が一番と考えていた南沢さんも、新藤さんの言葉に背中を押され、自分の手の力を少しずつ認めることができるようになった。そして別の人にもマッサージをしてみたいと提案できるようになった。

一方、新藤さんにも南沢さんの熱意が伝わった。毎日の足湯とマッサージに効果を実感した。だから、感謝の気持ちを言葉にして南沢さんに伝えた。

心と心が通じ合うとき、想像以上の効果をもたらす。ケアの受け手の言葉に支えられ、ケアの担い手が成長していく。ケアをするという仕事の醍醐味だ。

先輩看護師が伝えるもの

新藤さんの膝に掛けられたタオルには、湯冷めを防ぐだけでなく、からだを隠す配慮が感じられる。病院では、ただ足をお湯にポンと入れるだけということが多いのではないか。訪問看護の経験が長い林さんは、マッサージ技術とともに気遣いを南沢さんに教えた。その後、南沢さんが一人でマッサージをするときも、タオルは必ず掛けられていた。

林さんが若い南沢さんに伝えたもの、それは知識や技術だけではないのだ。

林さんの気づき

うまくいかなかったケアを反省し改善する看護師は多いですが、うまくいった場合に振り返る習慣を持つ人はあまりいません。ですが、成果を上げた要因を考えることは、よいケアの再現性を高め、よりよいケアの創造につながるように思います。

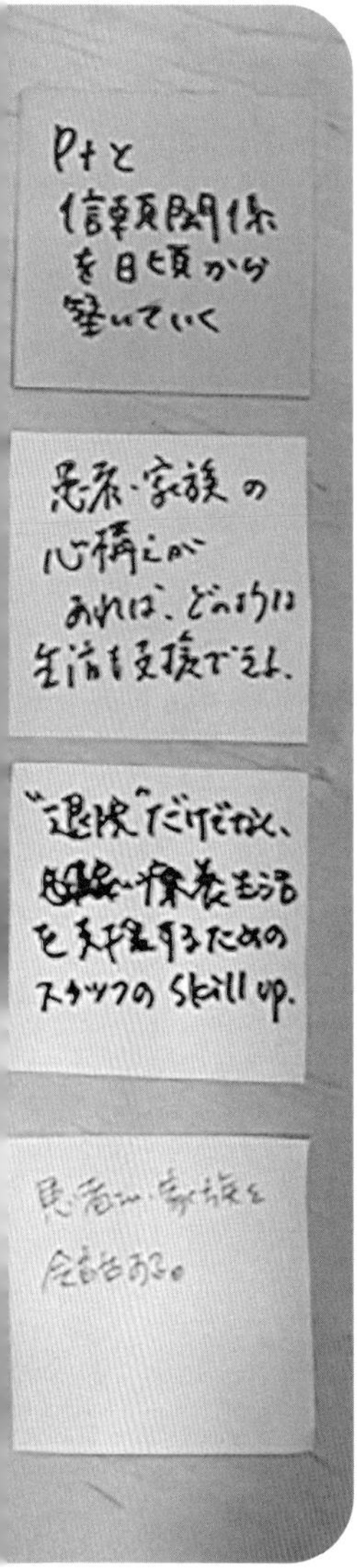

「管理職の覚悟」

病院の看護部で管理者向けの研修を実施した。テーマは「療養支援」。3 日間の研修の仕上げに、それぞれ自分の役割を付箋に書いてもらうことにした。直前のグループワークで楽しそうに話し合っていた参加者たちは、すごいスピードでどんどん書き始めた。

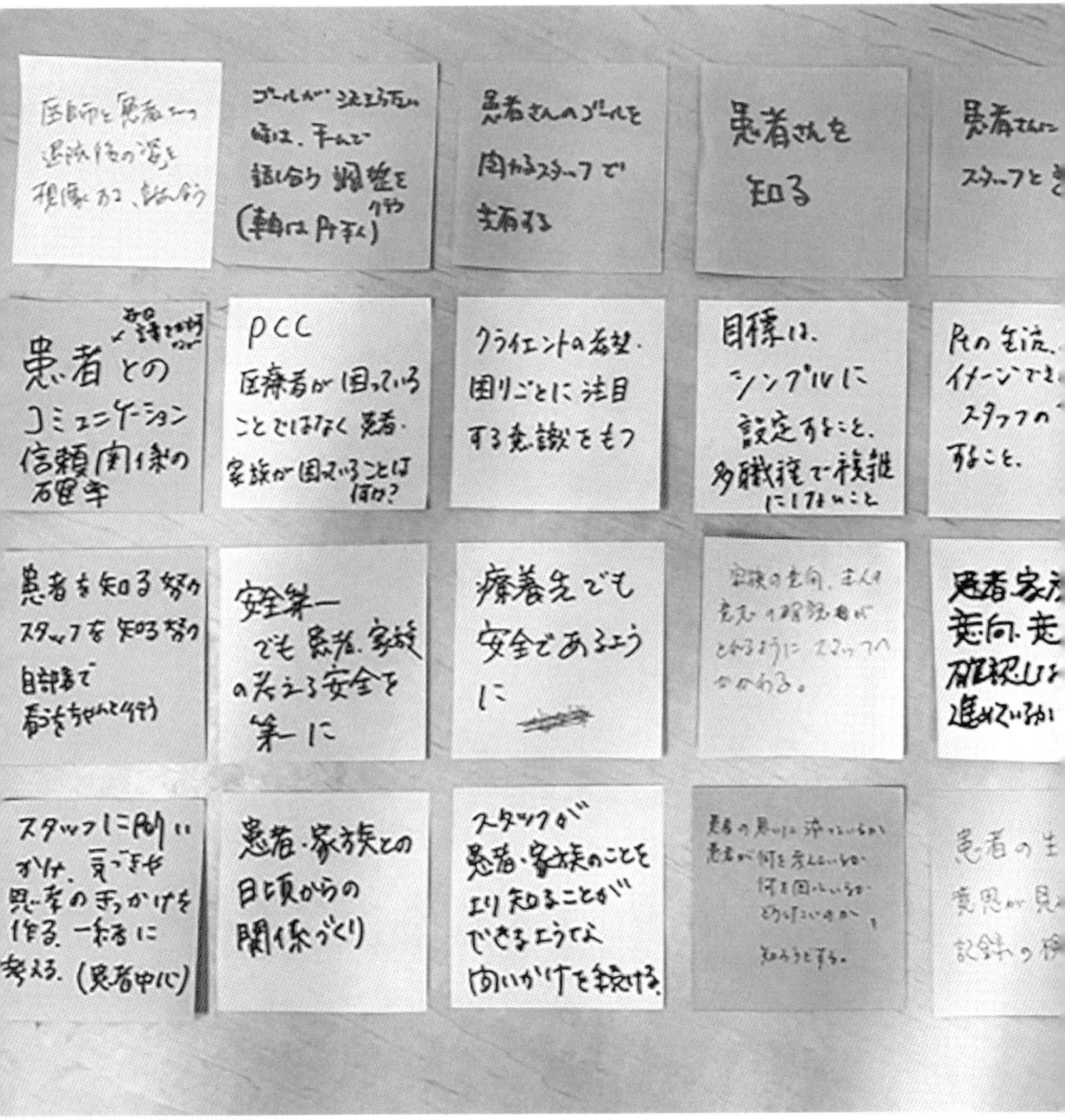
患者さんのゴールを関わるスタッフで共有する
患者さんを知る
患者とのコミュニケーション信頼関係の確立
PCC
医療者が困っていることではなく患者・家族が困っていることは何か？
クライアントの希望・困りごとに注目する意識をもつ
目標は、シンプルに設定すること。多職種で複雑にしないこと
患者を知る努力
スタッフを知る努力
自部署で看護をちゃんと行う
安全第一
でも患者・家族の考える安全を第一に
療養先でも安全であるように
スタッフに問いかけ、気づきや思考のきっかけを作る。一緒に考える。（患者中心）
患者・家族との日頃からの関係づくり
スタッフが患者・家族のことをより知ることができるような問いかけを続ける。

撮影と語り◉白石さん

当事者目線に立った管理者としての覚悟

私は急性期病院の看護師です。実践をとおして職員教育に携っています。

当院では職員教育プログラムの中に、「療養支援」を二〇一四年から、「せん妄予防・認知症ケア」を二〇一七年から取り入れています。看護師たちはこれらのプログラムから、ケアを進めるに当たって当事者の意思がいかに重要であるかを学びます。しかし、実践の十分な効果を得るにはまだ時間がかかりそうでした。そこで、今年度は管理職を対象に同内容の研修を実施しました。写真は管理者を対象にした「療養支援」の成果物の一部です。

もちろん、管理職が療養支援について理解していることは前提ですが、わかっていてもどのような行動をしたらよいのか結び付かなかったり、また、みんなが悩みながら行っていることを共有する場がなかったので、このような研修を行うことにしたのです。

研修期間は三日間。プログラムは、一日目の午前中に療養支援についての講義、午後からは事例のグループワーク。二日目は終日、希望する場所への見学実習。実習先は訪問看護ステーション、または当院の退院支援を担う部署です。ただし、業務の状況によって、半日の実習となる参加者もいました。三日目はグループワークを行いました。

グループワークを終えて、最後に自分の役割を付箋に書いてもらう時間を設けました。すると、それまで楽しそうに話し合っていた参加者たちが急にしんとなって、どんどん付箋に書き始めたのです。一人で五枚、十枚と書いた人もいました。そのようなスピードで書けることに、管理者同士で患者さんのことを考えて対話を重ねた効果を実感しました。

研修は、療養支援についての講義から始まり、常に「患者さんはどう思っているか」「退院後にどのように生きていきたいか」が重要だと学びます。そして実習先でも、当事者の意思にちゃんと関心を向けているかを問いかけられて、参加者たちは「自分たちは何をすればよいのだろう」と絶えず考えていたと思います。そして最後に、うまくいった事例を持ち寄って、こうしたからよかった、この点は足りなかった、でもこうしたらとても楽しかったなど、看護について深く話し合いました。このような三日間の研修をとおして、当事者目線に立った管理者としての覚悟ができたのだと感じました。

今の急性期病院では、在院日数を短縮し、病床稼働率を上げないと経営が成り立たないという現状があり、師長たちは毎月毎月その数字を見せられます。また、転倒・転落の数値が看護の質なのだとも言われます。だから師長の役割とは、統計データを整理すること、インシデントが起きたら報告書を書くこと、今後どのようにしたらインシデントを防げるかをスタッフに話すことなどと思っている人もいるでしょう。つらい話になることもあります。そのような環境の中で、患者中心・当事者中心の目線に立つことはなかなか難しいことなのだと思いました。

けれど、「ちょっと患者さんのことを話そうよ」という発信ができれば、その積み重ねによって変わっていけるのかなとも思いました。各自が書いた付箋の言葉からは、管理者としての決意が感じられました。実践者から当事者中心へ、視点が変わるプロセスに立ち会えた気がしています。

急性期病院で働く師長たちのつらさ

研修に参加した若手の師長は研修修了後、白石さんに声をかけた。

「今まで患者さんがどうしたいかってことについて話し合う場面は一度もなかった。だから、今回の研修がとても楽しくて嬉しかった」

師長同士の話題といえば、稼働率を上げるためにどうするかとか、転倒・転落を防ぐにはどうするかとか、インシデントを起こしたスタッフが傷つかないようにどう話すか……。「当事者中心」は当たり前のことであるけれども、急性期病院の忙しさの中では、純粋に当事者の目線に立つことは難しい。一個人ではなおさらのこと。

さまざまなことをデータで管理しなければ診療報酬が算定できなくなっている現状を見ると、特に急性期病院では、師長たちの役割としてデータの整理が重きをなすようになってしまっている。

数字は評価としてわかりやすいだけに、単なる数字の増減にばかりとらわれてしまう。本来は、数字が変動した背景にはどのようなケアがあったのか、どのようなケアをすればよいのか、といった過程を考えなければならないのに。

管理職の役割は本来、理想と成果をつなぐこと。病院としての理念をそれぞれの立場の人が行動に落とし込まないと、理念は実現できない。そして、その理念の実践が成果に結び付くのが望ましい。しかし、病院という組織の中に長くいると、そこでの慣習に埋もれてしまって、管理職として優先すべきことを忘れてしまいがちになる。療養支援の研修は、その考えや習慣を見直して再び学び直す――アンラーニングのためのよい機会を提供できた。

療養支援は看護そのもの

一方で、看護を何十年も行ってきたベテランである師長たちに、あらためて「療養支援とは何か」を説明しなければいけないのか、という思いもある。なぜなら、療養支援とは看護そのものであるはずだからだ。

ある看護師には、先輩から言われて大切にしている言葉がある。

「看護は〝その人を知る〟ところから始まる」

看護職は療養支援の専門家であり、それが看護の独自性だと言われてきた。基礎教育でも「看護とは何か」をしっかり学んできたはずだ。

どこでこのような現状になってしまったのか。基礎教育が不十分なのか、現代の働く環境がそうさせたのか。立ち止まって考えることが必要だと思う。

白石さんの気づき

与えられた問いに答え、それを繰り返しているうちに、人は考えることをやめてしまう――考えるとは、生み出した問によりよい答えを導き出すことだと思います。療養支援であれば、「患者の望む今後の生活のために、看護師としてどう支援すればよいか」が問いです。まず患者を知り、知識や経験を生かして考える先に、答えのようなものはあります。質の評価に客観的な数値指標は欠かせません。一方で、若手師長が「楽しい」と感じた「患者のことを考え抜くプロセス」もまた欠かせないのだと思います。

「チャペルはとっておきの場所」

橘さんが勤める訪問看護ステーションの事務室はチャペルの隣にある。橘さんはクリスチャンではないが、ここは心のよりどころ。大きな何かに守られているようで、前向きな気持ちになれるのだ。

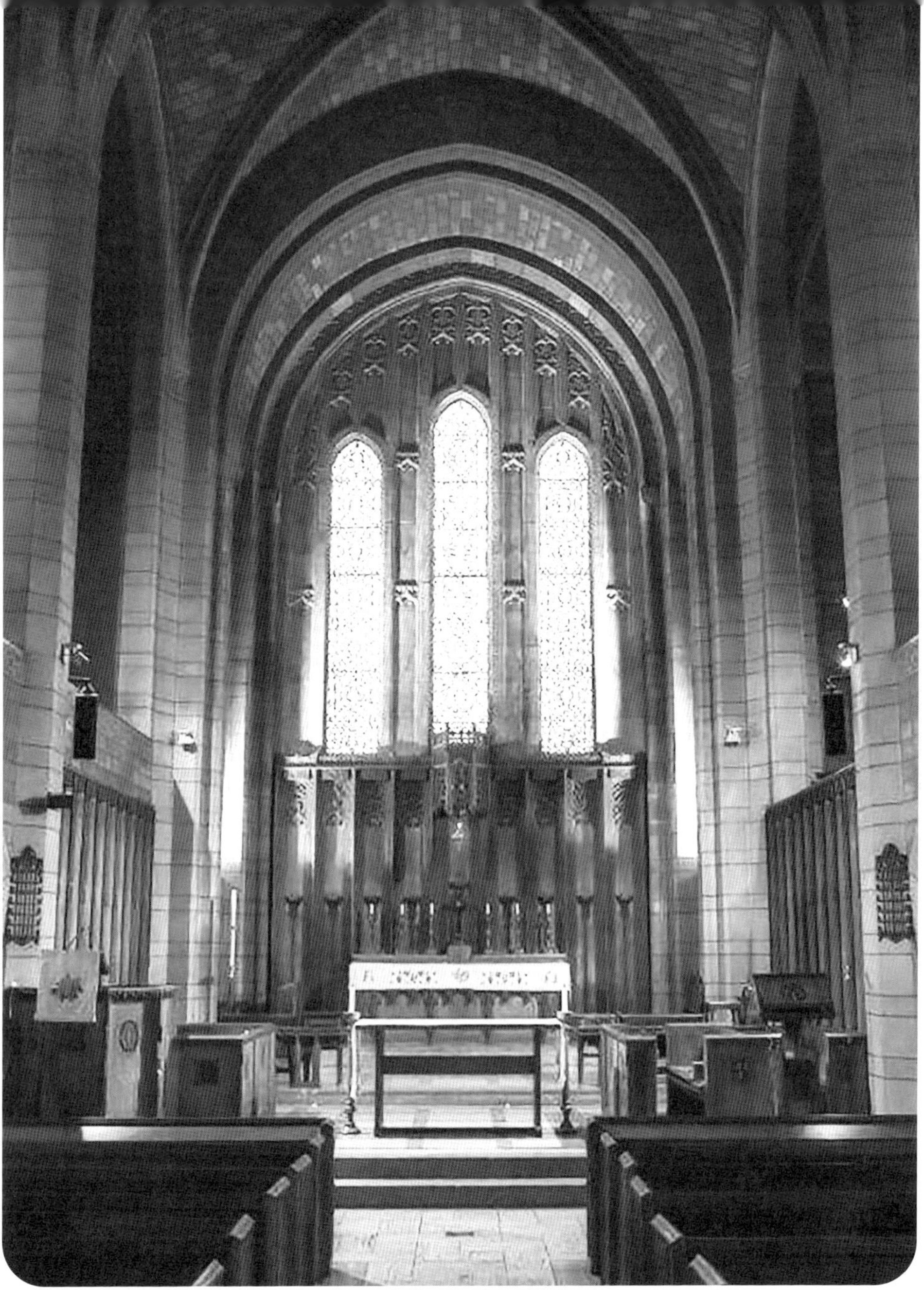

（撮影と語り◉橘さん）

私の心のよりどころ

私の勤める訪問看護ステーションの事務室は、今は移転しちゃったんですけれど、系列病院のチャペルの隣にありました。当時は毎朝、このチャペルを見て「今日も一日無事に終わりますように」という気持ちで訪問に行き、帰りにはまた「今日も一日無事に終わりました」と心の中でつぶやくのが習慣になっていました。訪問の行き帰り以外でも、自分の気持ちを切り替えたいときや心を落ち着かせたいときには、チャペルの前で目を閉じて深呼吸をすると、スーッと楽になれます。

私はクリスチャンではありませんが、このチャペルはとっておきの場所です。訪問看護の仕事にはつらいこともあり、時には文句を言われることもあります。チャペルは私だけの場所ではないけれど、心のよりどころです。ここに行くとホッとしますし、何か大きなものに守られているような気がします。

私はここに訪問看護の神様がいる、と勝手に思い込んでいます。その神様は、どんな方かはわからなくて漠然としているけど、「そんなに悩まなくて大丈夫」と言ってくれているような気がするんです。だから「細かいことを気にするのはやめよう」と前向きな気持ちになれます。また、「スタッフにあんなことを言っちゃったけど、スタッフはこういうつもりでいたのかな。ちょっと素直に聞いてみよう」などと、自分の心を整える場所でもあります。

どこの病院にもチャペルがあるわけではないですが、このような場所が病院にあると、私たちだけでなく患者さんやご家族にとっても、気持ちを落ち着かせることができるのかなと思います。
ただ、訪問看護の利用者さんたちは、このような場所に行きたくても、なかなか訪れることはできません。私たちが利用者さんのご自宅で、日常の出来事や思いなどをうかがうことで、私にとってのチャペルと同じように、おだやかな気持ちになってもらえればと思います。この看護師さんに話を聞いてもらいたいとか、顔を見ると安心するとか思ってもらえるよう、それぞれの利用者さんに合ったコミュニケーション方法や雰囲気づくりなど努力していきたいです。

それぞれの〝チャペル〟

医療者は心が落ち着かない。忙しい業務に日々追われているし、さまざまな場面でさまざまな思いをする。へこんだ自分を見つめ直して、もう一度新しい空気を入れるための〝特別な場所〟を持っている看護師は多いと思う。

ある看護師も、このチャペルによく行ったという。悩んだとき、怒りが収まらないとき、悲しいとき、寂しいときなどに、チャペルに一人で座って目を閉じていた。チャペルは誰からも話しかけられないので、ただ黙って座っていられる場所。それだけでも心が落ち着く。

このような場所を必要とするのは医療者だけではない。病と付き合わざるを得ない患者や家族も同様だろう。このチャペルに毎日通った患者がいた。重症で、さまざまな医療器具がついていた。だからチャペルまで行くこと自体、患者にとっても看護師にとっても大変だった。それでも患者はやっとの思いをしながらもチャペルに行くことを日課にしていて、看護師たちもその思いを支えた。患者は、その日課を「巡礼」と呼んでいた。

家族が緩和病棟に入っていたという女性は、毎日早朝に病院から出て外の空気を感じ、しばらく近くの茂みに座っていたという。そして、気持ちをリセットした後に、また病室に向かう。チャペルがあればチャペルに行っていただろう。心が穏やかになれる特別な場所が必要だったのだ。

病院の中にある特別な場所が
それぞれのチャペルになる

チャペルではなくても、特別な場所を持つ病院はあるだろう。ある看護師がかつて勤務していた病院の屋上からは富士山が見えた。車いすの患者とも、ことあるごとに屋上に行った。そして、富士山を眺めながら話を聞いた。正月には、家に帰れずに病室に残っている患者たちと、そこから初日の出を見る。脊髄損傷の患者もストレッチャーで連れて行く。今でも当時の患者から、そこから見た景色のことを書いた手紙をよくもらうという。

また別の病院には、鳥かごがあってセキセイインコを飼っている部屋がある。窓からは散歩スペースになっている庭園が見える。静かな場所だ。そこにセキセイインコを見に行くのを楽しみにしている患者がいる。余計なことを考えずに、ただ目を楽しませることができる場所だからだろう。

定まった場所でなくても、患者それぞれが自分のチャペルのようなものを持っているのかもしれない。

誰にも心のよりどころとなる場所は必要

心が落ち着く場所があるのは、誰にとっても大事なことだ。安心できる場所があるのを知っているだけで、自分が守られている気がする。そんな場所が日々の暮らしの中でも必要だと思う。でも、入院中や、自宅療養している人は、心が落ち着く場所に行きたくても行けないでいる。

そんな人にとって、看護師をはじめとしたケア提供者の存在が、少しでも精神的な安定を取り戻すための助けになればと願う。

橘さんの気づき

体調が悪く、受診以外で外出できない利用者さんがいましたが、お孫さんの写真を大切にされていて、その話題になるととても元気になります。チャペルのような場所でなくても大切にしているもの・人・思い出など心が落ち着く・安心できることがたくさんあると感じます。利用者さんが何に心が落ち着き・安心できるのかアンテナを高くして日々の看護を行いたいとあらためて思いました。

おわりに

看護師がどこで仕事をしようとも、手を取り合い療養者のために働くためにはどうしたらいいのだろう。この問いに対する挑戦として始まったのが、「いいね♡看護研究会」であった。ナーシング・フォトボイスを介してケアを語り合う一年間の体験をとおして、参加者の看護師や市民の意識が明らかに変わっていった。

写真（フォト）と声（ボイス）を媒介したメッセージは、視覚と聴覚の両方から当事者の体験した文脈を伝えてくる。当事者とは、写真の撮影者であり語り部である。

写真で切り取られた場面を当事者が語り、それに引き寄せて参加者が自分の体験を語る。この語り合いの相互作用により、私たちは、歳をとった人、あるいは病を持って暮らす人、その家族や隣人たち、さらにはケア提供者たちの体験世界に近づくことができた。療養者の誰もが、からだや精神の不自由さ、深い悲しみ、寂しさを抱えつつも、暮らしを営み続けている。それが可能なのは、一人ひとりが自身の身の上を引き受け、覚悟し、知恵を使って賢く生きているから。そして、ささやかなことに安らぎや楽しみ、喜びを見いだしているからであった。また、互いを思いやる気持ちを持っているからでもあった。

ケアの提供者や受け手という立場、ケアを行う場の違いを超え、私たちは、人間というものの崇高さとしなやかさに感動し、謙虚になった。同時に、看護師と療養者の間には垣根があり、療養者の世界を理解することは容易にはできない。それを心に留めて療養者の世界を描こうとする試みを意図的に続けなければならないこともわかった。

フォトボイスからは、看護の専門家たちの優れた実践も学ぶことができた。人間性を基盤とした研ぎ澄まされた感性と観察力で人々の心とからだの状態を捉える。看護の専門知識とスキル、さらに柔軟な創造力やリスクを恐れない行動力で、療養者やその家族の治癒力を引き出す。看護師たちはそっと、しかし自信を持って人々を支えていた。私たちは、看護の持つ力に心打たれた。

生老病死にかかわる、率直だけれども配慮に満ちた話し合いの中で、看護師もそうでない人も自身のケアにまつわる経験や人生を振り返った。家族や友人と研究会での体験を共有した人も多い。最期の迎え方について自然と家族と話し合うようになった人もいた。私たちは、研究会の回を重ねるごとに、語ることをとおして自分を認め、あるいは自分を再発見し、自分とは異なる他者を受け止め合うようになっていったように思う。

変化をもたらしたのは、フォトボイスを用いて語り合うという方法の効果だろう。写真は、何かを伝えたくて撮ったものや、気持ちを動かされた場面を残しておいたものなどさまざまだ。シャッターを押した瞬間の気持ちをうまく言葉にできなくても、写真があれば状況は伝わる。フォトボイスを前に他者と語り合うことで、その時に感じた気持ちを受け止めてもらえ、わかってもらえたという穏やかな喜びに似た感情が沸き起こってくる。そして、「ああ、こういうことだったんだ」と、ばらばらだった出来事が一つの意味を持つまとまりになっていく。それに、写真は撮影者が気づかなかった情報までも伝えてくれる。他者の視点が加わることで、状況の理解がより深まることもあった。

効率性や競争性が重視されがちな中で、本来の医療のあり方を実現するには、意図的に原点に立ち戻ることが必要だろう。私たち看護師は、何のために、何をすべき存在なのかという問いである。また、人々の生来持つ力を生かし回復や安楽へと支援する看護の知恵と技をもっと言葉にすることが大切だ。ケアする人とされる人、ケアを学ぶ人、いろいろな人が、多様な場でフォトボイスを用いて語り合うことで、明日を拓いていけるのではないかと思う。

二〇一九年十月　吉田千文

Gift《ギフト》——物語《ものがた》るケア

二〇一九年一一月二二日　第一版第一刷発行　〈検印省略〉

編　集　井部俊子《いべとしこ》
協　力　いいね♡看護研究会《かんごけんきゅうかい》
発　行　株式会社日本看護協会出版会
〒一五〇-〇〇〇一
東京都渋谷区神宮前五-八-二日本看護協会ビル四階
〈注文・問合せ／書店窓口〉
電　話：〇四三六-二三-三二七一
FAX：〇四三六-二三-三二七二
〈編集〉電　話：〇三-五三一九-七一七一
ウェブサイト：https://www.jnapc.co.jp

制作協力　青木茂美
デザイン　『Gift』編集部
印　刷　株式会社フクイン

ISBN978-4-8180-2236-2